ついさっきのことをよく忘れる
最近、直近のことが思い出せな
そんな心当たりがある方に、

「ついさっき」を思い出す
新しい脳トレをお届けします。

JN020975

［監修］
東北大学教授
川島隆太
（かわしまりゅうた）

1959年、千葉県生まれ。1985年、東北大学医学部卒業。同大学院医学研究科修了。医学博士。スウェーデン王国カロリンスカ研究所客員研究員、東北大学助手、同専任講師を経て、現在は東北大学教授として高次脳機能の解明研究を行う。脳のどの部分にどのような機能があるのかという「ブレイン・イメージング」研究の日本における第一人者。

脳の認知機能が低下するとまっ先に衰えるのが、「短期記憶力」。
今、見聞きしたことを一時的に覚えて保持しておく、
「脳の海馬（かいば）」という部位が担う短期記憶力が低下すると、
仕事・作業・家事がスムーズにできなくなり、
論理的思考が苦手になって言動があやしくなり、
「**もの忘れ**」や「**うっかりミス**」が頻発します。

本を読んでも**内容が覚えられない**、買い物でおつりの計算ができなくなる、
料理や家事の段取りが悪くなる、自分の話している**内容を途中で見失う**、
何度も同じ話をしてしまう、ようになってくるのです。

最近、ニュースでよく取り沙汰される高速道路の逆走や
車の急発進事故にも、短期記憶力の衰えが深くかかわっています。
そのため、75歳以上の運転免許更新時の認知機能検査や、
医療機関で行う**認知症検査**でも、**短期記憶を問うテスト**が多く出題されるのです。

短期記憶力を強化するには、
日ごろから短期記憶力をよく使って鍛えるほかありません。
脳は筋肉と同じで、何歳になっても鍛えた分だけ強化することができます。
ぜひみなさんも本気になって本書の「記憶力ドリル」に挑戦してみてください。
どれも楽しく取り組める簡単な脳トレ問題ばかりです。
実際に試せば多くの人が実感できると思いますが、
「**あいまいな記憶**」は「**確かな記憶**」へと変わり、
もの忘れやうっかりミスも起こりにくくなり、かつてのように、
毎日の生活をテキパキと段取りよく送れるようになってくるはずです。

東北大学教授　川島隆太

ついさっきの出来事を記憶に留めて思い出す

全く新しいタイプの脳トレ「記憶力ドリル」

とにかく重要な「短期記憶」

「ついさっき目の前の人の名前を聞いたのに、思い出せない」

「あれ、寝室にきたけど、私は何をしにきたのだっけ？」

など、**直近・最近まで覚えていたはずのことが記憶から消えて思い出せない**……そんな経験はないでしょうか？

私たちの記憶は、「短期記憶」と「長期記憶」の2種類に大別されます。

短期記憶とは、スーパーへ買い物に出かけるとき夕飯の材料を覚えておく、地図を見て経路を記憶し目的地に向かうなど、**新しい情報を一時的に脳に留めておく記憶**のことをいいます。長時間、保存する記憶ではないので、時間が少したつと忘れてしまいます。

一方、**長期記憶**とは、泳ぎ方や自転車の乗り方、言葉の意味、好きな音楽など、過去に何度もくり返して覚えたことや自分にとって印象深かった経験や思い出を**長期継続的に留めておく記憶**のことを指します。長期記憶の情報は、数年、数十年と覚えておくことができます。

「昔のことはよく覚えているのに、最近の記憶はなぜかあいまい……」中高年になるとこうした声がよく聞かれるのは、長期記憶に比べて、短期記憶は印象に残りにくいからです。

短期記憶力の衰えは、年を取れば誰にでも起こるものですが、軽視も放置も禁物です。なぜなら、ついさっきのことをよく忘れてしまうようになると、例えば、鍋（なべ）をコンロの火にかけたまま別のことをして火を消し忘れる、運転中に安全確認を忘れて事故を起こすなど、**一歩間違えると大惨事になるようなもの忘れやうっかりミスを引き起こす心配**があるからです。

さらに、認知症の約7割を占めるアルツハイマー型認知症の初期、あるいはその前段階とされる**軽度認知障害（MCI）**でも、短期記憶が障害されることが知られています。国内における認知症医療の第一人者で、認知症診断ツール「長谷川式スケール」の開発者として知られる故・長谷川和夫先生は、ご自身が認知症になったとき、その症状について「**自分の中の『確かさ』が揺らぐ**」と表現されました。

短期記憶の障害が進むと、**自分が直近で体験した記憶が不確かであいまいなものに感じられて不安を覚える**ため、何度も同じ話をしたり、同じ質問をしたりするようになってきます。そして、さらに進行すると、**時間や場所の記憶や感覚もあやふや**になり、置き忘れやしまい忘れが増えたり、日付を間違えたり、道に迷ったり、あるいは、同じ物を何度も買ったり、買い物中

短期記憶力の衰えチェックリスト

- ☐ あれ? なんだっけ? がログセ
- ☐ 最近のニュースの記憶があいまい
- ☐ 薬を飲んだか思い出せないことがある
- ☐ カギを閉めたか不安になる
- ☐ 頼まれごとや約束を忘れがち
- ☐ リモコンや携帯電話を探してしまう
- ☐ バッグの中が散らかっている
- ☐ 料理中にまごつくようになった
- ☐ 駐輪場や駐車場で
　どこに停めたか思い出せない
- ☐ スーパーで買う物をよく忘れる

チェックの数が多い人ほど要注意!

にレジでまごついたり、鍋を焦がすなど家事の失敗が増えたりと、日常生活でさまざまな困りごとが生じてくるわけです。

こうした事態を防ぐためには、早いうちから、私たちが日常生活を送るうえで欠かせない記憶力、中でも**短期記憶力を強化**することが極めて**重要**なのです。

短期記憶を担う脳の「海馬（かいば）」

短期記憶は、記憶を仕分ける脳の「海馬」と呼ばれる部位で一時的に保管されます。海馬は両耳の奥深くに位置し、左右に1つずつあります。小指ほどの大きさで、形が海中生物のタツノオトシゴ（=海馬）に似ていることからこの名前がつきました。

海馬の役割はいくつかありますが、特に大切なのは、今見聞きした内容や出来事を一時的に保管し、脳の司令塔である「前頭前野」と連携しながら情報を整理して、記憶の貯蔵庫である「大脳皮質」に送って保存することです。海馬は新しい情報が入ってきてもすべてを大脳皮質に送るわけではなく、その情報を重要性に応じて選別しています。重要性が高い情報は、「覚えておくべき情報」として大脳皮質へ送られ、長期記憶として保存されます。重要性が低い情報は、すぐに消え去ります。

記憶という働きには、脳が情報をとらえ（記銘）、保ち（保持）、思い出す（想起）という手順が欠かせませんが、この3ステップを主に担っているのが、まさに海馬と前頭前野、そして大脳皮質です。つまり、海馬や前頭前野の働きが衰えてくると、こうした一連の記憶のメカニズムに障害が生じ、私たちが日常生活を営むのが徐々に困難になってきてしまうのです。

海馬は何歳からでも強化できる

しかし、「もう年だから」などとあきらめてはいけません。海馬の素晴らしいところは、「何歳からでも強化できる」という点にあります。かつて、成人の脳では、神経細胞は新たに生成されないと信じられてきました。しかし、海馬にかぎっては、成人してからも新しい神経細胞（新生ニューロン）が生まれ、古い神経細胞と置き換わっていることがわかってきたのです。海馬を強化して新しい神経細胞を増やすことができれば、衰えていた短期記憶力が再び強化され、もの忘れやうっかりミスを減らすことも決して不可能ではないわけです。

また、脳の司令塔として記憶のメカニズムで重要な役割を果たす前頭前野も、加齢とともに少しずつ衰えるものですが、こちらも簡単な学習問題や脳トレ問題で強化できることが確かめられています（くわしくは5ジ参照）。

短期記憶力を強化することを目的としたドリル

本書に収載された1ヵ月31日分の「記憶力ドリル」では、短期記憶力の強化を主目的とした脳トレ問題を厳選しました。そして、11日もしくは10日ごとにその成果を試す「短期記憶チェックテスト」を設け、短期記憶力の腕試しができるようになっています。

記憶力ドリルを毎日少しずつ継続して行うことで、自分の脳がだんだんと活気づき、短期記憶力が強化される「確かな感覚」を得ながら、楽しく脳トレに励んでほしいと思います。そうして、もの忘れやうっかりミスとは無縁の若々しい脳をめざしていくことが、これからの人生を明るく楽しく幸せなものにすることにつながると考えられます。

脳は筋肉と同じ。何歳になっても、鍛えた分だけ強くなります。

そのことをぜひご自身で体現なさってください。私も応援しています。

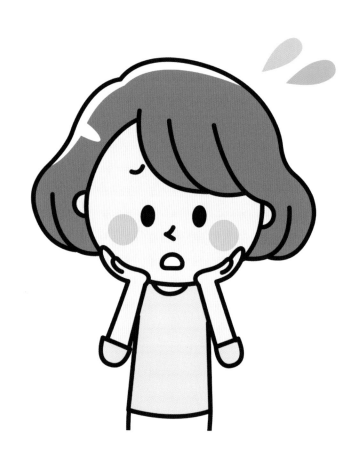

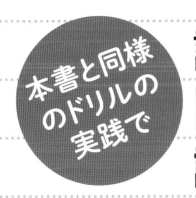
本書と同様のドリルの実践で

認知機能をつかさどる「前頭前野」の血流が増え認知症予防に役立つと試験で確認されました

認知機能の低下は脳の前頭前野の衰えが原因

人間の脳の約80％は「大脳」が占めています。大脳は脳の中でも、最も幅広い機能を担っています。

大脳は大きく4つに分かれており、頭の前方にあるのが「前頭葉」と呼ばれている部分です。前頭葉は運動を支配する「運動野」と、認知機能をつかさどる「前頭前野」の2つに分かれています。この前頭前野こそが、人間としての最も高度な機能を持つ領域と考えられているのです。

前頭前野が担う認知機能とは、思考や判断、記憶、意欲、計算、想像など、脳の高度な活動のこと。ものを考えたり、人と会話したりするといったように、私たちが人間らしく生活できるのは、前頭前野のおかげだといっても過言ではありません。

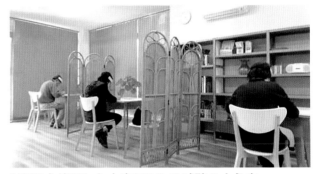
NIRSを使用した本書ドリルの試験のようす

いわば「脳の司令塔」である前頭前野は、20歳以降になると働きがどんどん低下していきます。記憶力や理解力、考える力などが少しずつ衰えていくのです。中高年以降になると、もの忘れやうっかりミスが増え、みなさんの中には自己嫌悪に陥る方がいるかもしれません。

感情面では、ほんの些細なことでイライラしたり、不安を感じやすくなったりするようになります。若いころなら我慢できたはずの出来事でも、もどかしさや怒りといった負の感情を抑えることができず、暴言を放つなどして、人間関係でのトラブルを起こすこともあるのです。

計算や文字の問題の実践が認知症の予防につながる

脳の前頭前野は、加齢とともに衰えていきます。しかし、最近の研究によって、計算や文字を使ったドリルを解くことで、前頭前野が活性化することが明らかになってきました。

前頭前野の働きが活発になれば、記憶などの

●トポグラフィ画像（脳血流測定）

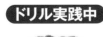

安静時

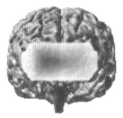

ドリルを実践する前の前頭前野の血流

ドリル実践中

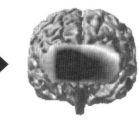

赤い部分は脳の血流を表している。ドリルの試験中に血流が向上した

●ドリル種類別の脳活動

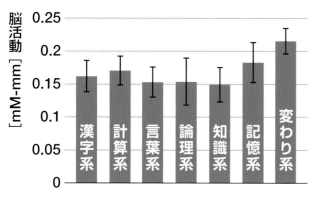

出典：系統別の有意差「脳血流量を活用した脳トレドリルの評価」より

●試験で用いられた計算系ドリル

❶ ななたすいちひくよんひくにたすさん＝ ☐

❷ ろくひくさんたすごひくいちたすに＝ ☐

❸ いちたすにたすななひくろくたすよん＝ ☐

▲ひらがな計算

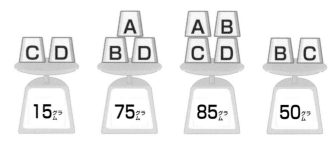

▲重さ当てドリル

認知機能は改善していきます。もの忘れやうっかりミスが減るだけでなく、感情面も安定するようになるのです。

さらに、認知症を予防する働きも期待できます。日本人の認知症では、脳の神経が変性して脳の一部が萎縮していく「アルツハイマー型認知症」が最も多く、半数以上を占めています。次に多いのは、脳梗塞や脳出血などによって起こる「脳血管性認知症」です。

65歳以上の6人に1人が認知症になっているといわれていますが、根本的な治療法は確立されていません。しかし、ドリルの実践で前頭前野を活性化すれば、認知症予防に役立つことも確かめられています。

すべてのドリルで 脳の働きが活性化した

論より証拠ということで、ドリルの実践によって脳の前頭前野が本当に活性化するのか、試験を行ってみました。前頭前野の活性の判定は、「NIRS（ニルス）」（近赤外分光分析法）という方法で調べることができます。

NIRSとは、太陽光に含まれる光を使って、前頭前野の血流を測定できる、安全かつ精密な機器のことです。前頭前野の血流が増えていれば、脳が活性化していることを意味します。逆に血流に変化がなかったり、落ちたりしていれば、脳が活性化していないことになります。

NIRSを使った試験は、2020年12月、新型コロナウイルスの感染対策を施したうえで実施しました。参加者は60〜70代の男女40人。全員、脳の状態は健康で、脳出血や脳梗塞といった脳の病気にかかった経験もありません。

試験に使ったのは「漢字」「計算」「言葉」「論理」「知識」「記憶」「変わり系」の7系統、計33種類のドリルです。ドリルは楽しく解けるものばかりで、例えば、4つのはかりの数字から上に乗った4種の重りの重さを推測する問題や、ひらがなで書かれた計算式を解くなど、年齢を問わず誰もがゲーム感覚で取り組める問題です。

33種類の脳ドリルを40人全員で分担し、1人当たり15種類の問題を解いてもらいました。その結果、すべての脳ドリルで、安静時と比較して、前頭前野の血流が促進したことが判明。そのうち27種類のドリルは、血流を顕著に増加させました。脳ドリルが前頭前野の血流を増やし、活性化させることが実証されたのです。

記憶力ドリルを毎日、1ヵ月にわたって取り組めば、前ジーで述べたように、海馬の強化に加えて前頭前野の活性化も期待できます。もの忘れやうっかりミスも減り、認知症や軽度認知症害（MCI）の予防にもうってつけです。ぜひ、挑戦してみてください。

記憶力ドリルの効果を高めるポイント

ポイント 1 毎日続けることが大切

「継続は力なり」という言葉がありますが、ドリルは毎日実践することで、脳が活性化していきます。2〜3日に1度など、たまにやる程度では効果は現れません。また、続けていても途中でやめると、せっかく元気になった脳がもとに戻ってしまいます。毎日の日課として習慣化することが、脳を元気にするコツだと心得てください。

ポイント 2 1日2ページ、朝食後の午前中に

1日のうちで脳が最もよく働くのが午前中です。できるかぎり、午前中に取り組みましょう。本書は1日につき、表・裏の2ジを取り組めばOK。短い時間で集中して全力を出し切ることで、脳の機能は向上していきます。また、空腹の状態では、脳がエネルギー不足になるので、朝食をしっかりとってから行うことをおすすめします。

ポイント 3 できるかぎり静かな環境で

静かな環境で取り組むことがポイントです。集中しやすく、脳の働きもよくなります。テレビを見ながらや、ラジオや音楽を聴きながらやっても、集中できずに脳を鍛えられないことがわかっています。周囲が騒がしくて気が散る場合は、耳栓を使うといいでしょう。

ポイント 4 メモを取らずに答えよう

記憶力ドリルでは、原則としてペンや鉛筆でメモを取らずに、見るだけで頭の中で考えて答えを導き出すことが重要です。こうすることで短期記憶力はみるみる活性化されます。脳は使えば使うほど成長するので、ぜひ、自分の限界に挑戦してみましょう。

ポイント 5 自己採点して効果を確認

頭の中で導き出した答えを紙に書くのはOK。答え合わせをして、日々短期記憶力が強化されていることをみずから実感することが効果を高める秘訣です。11日目と21日目、31日目に短期記憶力チェックがあるので、効果を実感しながら強化していきましょう。

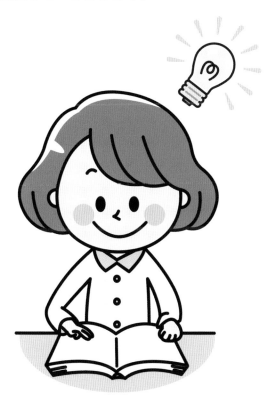

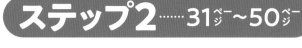
目次

記憶力ドリル&短期記憶力チェックテスト

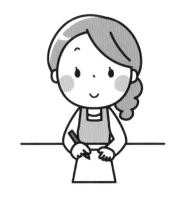
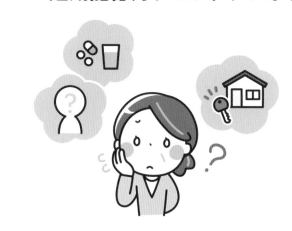

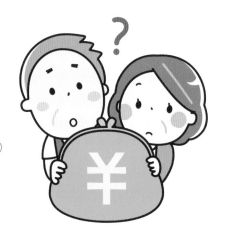

1日目 写真記憶クイズ①

下の写真を1分よく見て、できるだけ多くの情報を記憶してください。記憶し終わったら、次のページの問題に進み、各問の正しい情報に〇をつけましょう。

実施日

月　日

ポイント！ どこにどんなお寿司があるか、写真に写っている物がどんな状態かを具体的な言葉にして覚えるのがコツです。

●下の写真を1分で覚えたら、次のページの問題に答えてください。

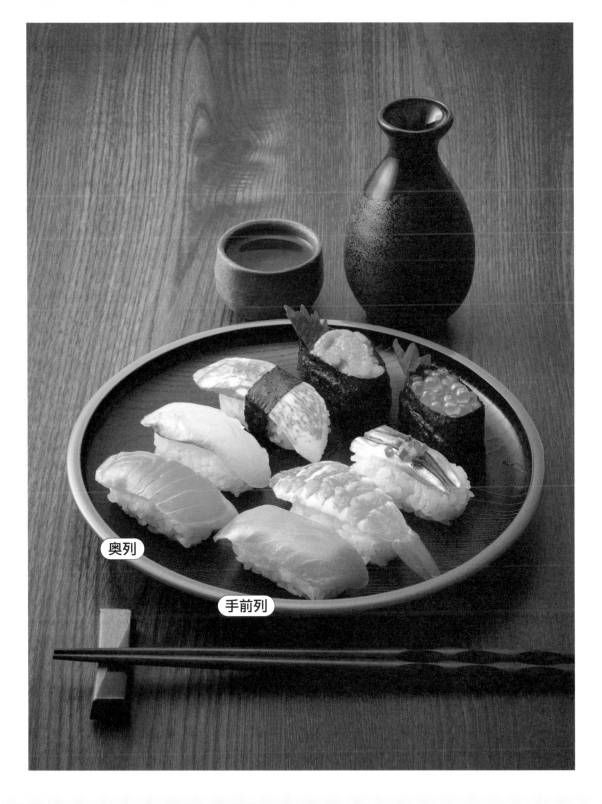

奥列

手前列

●前のページの写真を思い出しながら各問の正解を○で囲みましょう。

❶ お寿司は全部で何貫ありましたか？

（6貫・7貫・8貫）

❷ ノリが巻いてあるお寿司は何貫ありましたか？

（2貫・3貫・4貫）

❸ エビの握りは手前の列のどこにありましたか？

（最も左・左から2つ目・左から3つ目）

❹ 手前の列の最も右側にある軍艦巻きには何がのっていましたか？

（イクラ・ネギトロ・ウニ）

❺ おちょこにお酒は入っていましたか？

（入っていた・入っていなかった）

❻ お箸に箸置きはありましたか？

（あった・なかった）

各問1分で解きましょう。

正答数 / 6問

3つのボードからなる計算式があります。各ボードには0～9の数字で1つだけ足りないものがあり、その数字で計算式を作って答えましょう。足りない数字をメモせず、各問を見るだけで解答します。

実施日

月　　日

ポイント！ ボードにない数字を一時的に3つ記憶しておき、その3つの数字を頭の中で思い出しながら解く計算問題。短期記憶の強化になります。

例題

 ＋ 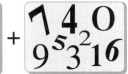 －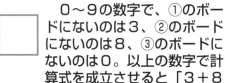

①のボード →3がない　②のボード →8がない　③のボード →0がない

0～9の数字で、①のボードにないのは3、②のボードにないのは8、③のボードにないのは0。以上の数字で計算式を成立させると「3＋8－0＝」で、答えは11になる。

問1 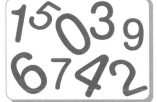 ＝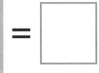

問2 ＝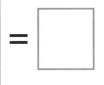

問3 ＝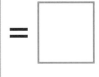

問4 ＝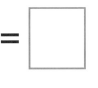

問5 ＝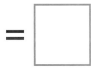

問6 ＝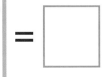

各問1分で解きましょう。

正答数 ／**4問**

指定された数のマスを通って、スタートからゴールに向かうドリルです。各マスに記載された金額を使うとして、記載された金額ぴったりを使うにはどのマスを順に通ればいいかを数字で答えてください。

実施日　月　日

ポイント！ 足した金額を一時的に覚え、計算をくり返しながら縦横のマスを進んでゴールをめざすため、短期記憶の訓練に打ってつけです。

例

所持金 💰700円
移動可能 🏬6マス

スタート

①100円	②200円	③250円
④150円	⑤100円	⑥150円
⑦300円	⑧100円	⑨100円

ゴール

答え：▶ ▶ ▶ ▶ ▶

所持金は700円になります。その下に示された6マスというのが、移動できるマス数です。このマス数の中には、スタートマスとゴールマスも含みます。

スタートマスは①なので、左上の「①100円」がスタート。ゴールマスは⑧なので、真ん中下の「⑧100円」がゴールになります。移動は、左右か下のみで、上と斜めには移動できず、同じマスを通ることもできません。合計6マスで700円使って①から⑧まで行くには、「①④⑤⑥⑨⑧」の順に通る必要があります。

スタート

①100円	②200円	③250円
④150円	⑤100円	⑥150円
⑦300円	⑧100円	⑨100円

ゴール

答え：① ④ ⑤ ⑥ ⑨ ⑧

問1

💰1,000円 🏬6マス

スタート

①200円	②300円	③150円	④250円
⑤100円	⑥150円	⑦50円	⑧150円
⑨250円	⑩150円	⑪200円	⑫100円
⑬150円	⑭300円	⑮200円	⑯150円

ゴール

答え：▶ ▶ ▶ ▶ ▶

問2

💰1,000円 🏬7マス

スタート

①50円	②150円	③150円	④50円
⑤100円	⑥150円	⑦50円	⑧100円
⑨150円	⑩200円	⑪100円	⑫50円
⑬250円	⑭200円	⑮300円	⑯200円

ゴール

答え：▶ ▶ ▶ ▶ ▶ ▶

問3

💰1,200円 🏬8マス

スタート

①200円	②300円	③100円	④150円
⑤400円	⑥200円	⑦150円	⑧200円
⑨100円	⑩200円	⑪150円	⑫300円
⑬100円	⑭200円	⑮300円	⑯50円
⑰100円	⑱150円	⑲200円	⑳200円

ゴール

答え：▶ ▶ ▶ ▶ ▶ ▶ ▶

問4

💰1,200円 🏬9マス

スタート

①50円	②350円	③100円	④200円
⑤150円	⑥200円	⑦50円	⑧150円
⑨400円	⑩200円	⑪50円	⑫250円
⑬100円	⑭200円	⑮100円	⑯200円
⑰100円	⑱300円	⑲400円	⑳100円

ゴール

答え：▶ ▶ ▶ ▶ ▶ ▶ ▶ ▶

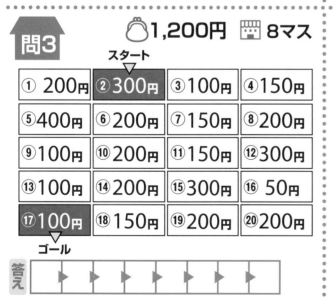

解答　【問1】①⑤⑥⑩⑪⑮⑯　【問2】③②⑥⑩⑨⑬⑭⑮⑯　【問3】②③⑦⑪⑩⑨⑬⑰　【問4】④③⑦⑪⑩⑨⑬⑭⑱

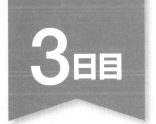

消えた物と増えた物クイズ①

問題のイラストを1分よく見て覚え、次のジーの問題に進みます。次のジーでは2つ、イラストが入れ替わっているので、消えた物と増えた物をそれぞれ答えてください。問1と問2は別々に行います。

実施日

月　日

ポイント！ 一時的に問題のイラストの記憶を保持しながら、消えた物と増えた物が何かを考えることで、短期記憶力が大いに磨かれます。

問1 下の4つのイラストを1分見て覚え、次のジーの問題に答えてください。

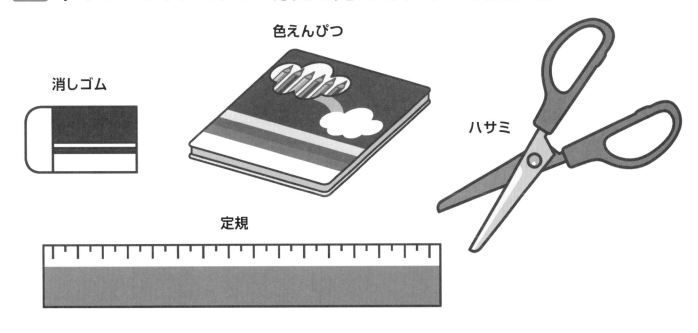

色えんぴつ

消しゴム

ハサミ

定規

問2 下の6つのイラストを1分見て覚え、次のジーの問題に答えてください。

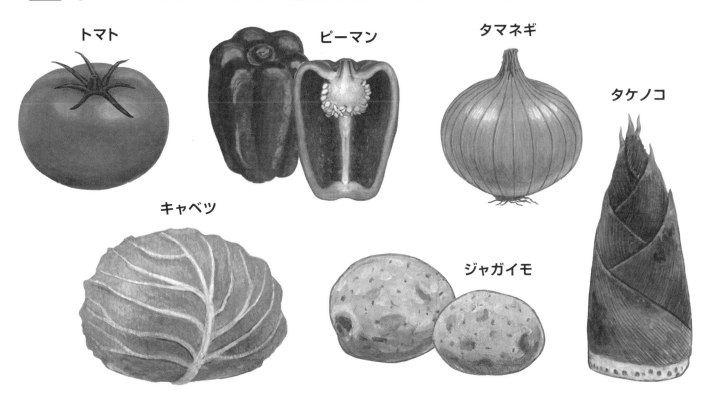

トマト

ピーマン

タマネギ

タケノコ

キャベツ

ジャガイモ

問1 前のページのイラストを思い出して、消えた物2つと、増えた物2つを解答欄に書いてください。

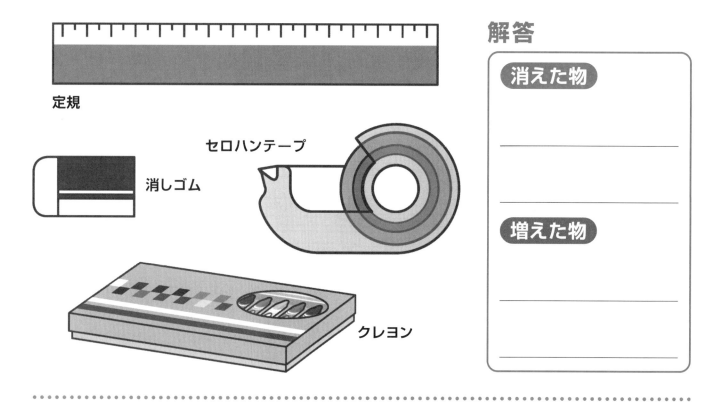

定規

セロハンテープ

消しゴム

クレヨン

解答

消えた物

_____

_____

増えた物

_____

_____

問2 前のページのイラストを思い出して、消えた物2つと、増えた物2つを解答欄に書いてください。

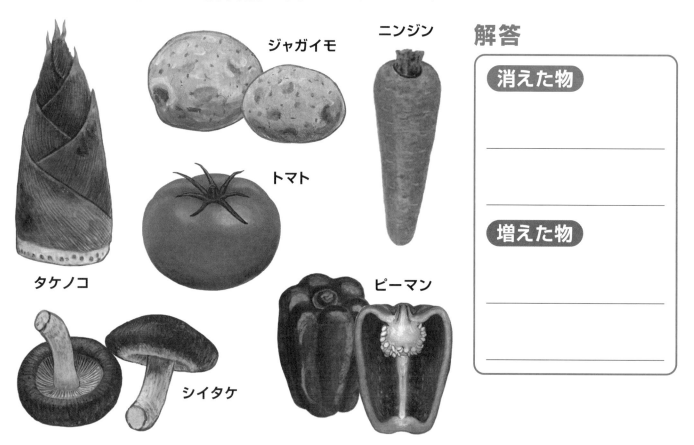

ジャガイモ

ニンジン

トマト

タケノコ

ピーマン

シイタケ

解答

消えた物

_____

_____

増えた物

_____

_____

カタカナ計算①

実施日

月　日

カタカナで書かれた❶〜⓰までの計算式を、頭の中で数字と＋・−の計算記号に置き換えて解答を導き出してください。数字は1ケタか2ケタです。メモをしないで、暗算で計算していきましょう。

各問1分で解きましょう。

正答数 ／16問

ポイント! 計算の途中で出た数字を頭の中にしっかり保持しながら、問題を読み進めていくことが、短期記憶の訓練にピッタリです。

❶ ロクヒクイチヒクニタスヨンタスサン ＝

❷ ニタスゴヒクヨンタスロクヒクサン ＝

❸ ヨンタスロクヒクナナヒクイチタスキュウ ＝

❹ キュウヒクニタスハチヒクロクタスヨン ＝

❺ ロクタスナナヒクヨンタスハチタスゴ ＝

❻ ハチヒクニヒクイチヒクヨンタスゴタスサン ＝

❼ イチタスロクタスニヒクナナタスヨンヒクサン ＝

❽ ナナヒクニタスキュウヒクゴタスサンヒクロク ＝

❾ サンタスゴタスナナヒクヨンヒクニタスハチ ＝

❿ キュウヒクサンタスナナタスハチヒクヨンタスロク ＝

⓫ ハチタスキュウタスジュウサンヒクジュウヨン ＝

⓬ ニジュウヨンヒクジュウニヒクニタスハチ ＝

⓭ ジュウナナタスジュウハチヒクゴヒクロク ＝

⓮ サンジュウヒクキュウヒクナナタスニジュウロク ＝

⓯ キュウタスジュウヨンタスハチヒクジュウハチ ＝

⓰ サンジュウニヒクジュウロクタスジュウヨンヒクジュウ ＝

解答 ❶10 ❷6 ❸11 ❹13 ❺22 ❻9 ❼3 ❽6 ❾7 ❿26 ⓫23 ⓬18 ⓭24 ⓮40 ⓯13 ⓰20

硬貨カウントクイズ①

各問1分で解きましょう。

正答数 /12問

実施日　月　日

ポイント! 左側の金額は硬貨が何枚必要かを数えてから、右側の枚数を数えます。両者の枚数を覚えておかないと、比較ができなくなります。

各問に、2つの金額が示されています。最も少ない数の硬貨でそれぞれの金額を支払うとき、硬貨の数がより少ないのはどちらの金額かを頭の中で考え、解答欄に答えの金額を書いてください。

問1 54円と95円
硬貨は 　　　円 が少ない

問2 145円と360円
硬貨は 　　　円 が少ない

問3 350円と700円
硬貨は 　　　円 が少ない

問4 385円と845円
硬貨は 　　　円 が少ない

問5 175円と750円
硬貨は 　　　円 が少ない

問6 238円と636円
硬貨は 　　　円 が少ない

問7 810円と640円
硬貨は 　　　円 が少ない

問8 180円と460円
硬貨は 　　　円 が少ない

問9 830円と190円
硬貨は 　　　円 が少ない

問10 325円と852円
硬貨は 　　　円 が少ない

問11 265円と330円
硬貨は 　　　円 が少ない

問12 753円と420円
硬貨は 　　　円 が少ない

解答　問1 54円　問2 360円　問3 700円　問4 385円　問5 750円　問6 636円　問7 810円　問8 180円　問9 190円　問10 325円　問11 265円　問12 420円

イラスト間違い探し①

下のイラストを1分間よく見て、できるだけ多くの情報を記憶してください。記憶し終わったら、次のﾍﾟｰｼﾞの問題に進み、異なっているところを3つ探しましょう。問1と問2は別々に解いてください。

ポイント! 「正」のイラストを一時的に記憶した後、「誤」のイラストを見ます。難しい場合は表裏で「正」と「誤」のイラストを見比べてもOKです。

問1 下のイラストを1分で覚えたら、次のﾍﾟｰｼﾞの問題に答えてください。

正のイラスト

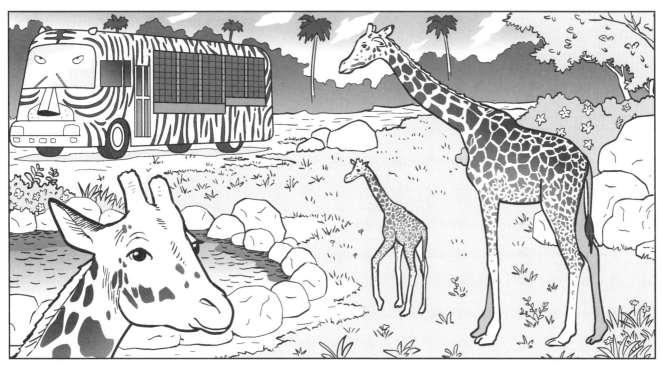

問2 下のイラストを1分で覚えたら、次のﾍﾟｰｼﾞの問題に答えてください。

正のイラスト

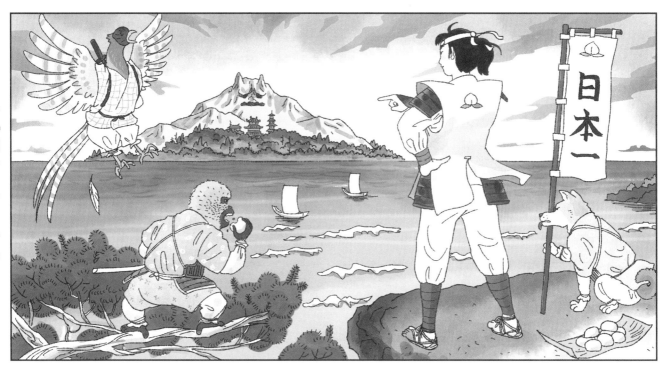

問1 前のペ−ジのイラストを思い出しながら、
異なる場所を3つ探して○で囲みましょう。

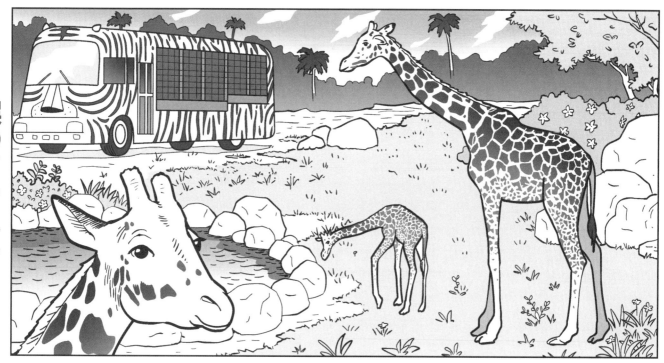

誤のイラスト

問2 前のペ−ジのイラストを思い出しながら、
異なる場所を3つ探して○で囲みましょう。

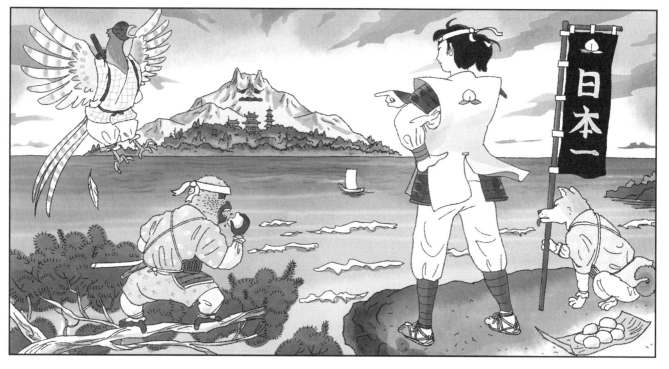

誤のイラスト

解答は71ペ−ジ

重さ当てドリル①

各問のA〜Dの4種の重りは、それぞれ重さが異なります。4つのはかりに表示された重さから推測して、A〜Dの重りの重さ1つ当たりがそれぞれ何グラムかを導き、解答欄に記入してください。

月　日

ポイント！ A〜Dのうち、特定しやすい重りの重さから考え、メモをせずに暗算で解いていくと、短期記憶の訓練に効果的です。

例題・考え方

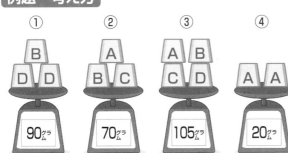

①②③④

1. ③のはかりの数字から②のはかりの数字を引けば、Dの重さが特定できる。
2. ④のはかりの数字を2で割れば、Aの重さがわかる。
3. ①のはかりの数字からD2つ分の重さを引けば、Bの重さがわかる。
4. 1〜3でABDの重さがわかれば、②や③のはかりの数字からCの重さが特定できる。

解答　A=10グラム　B=20グラム
C=40グラム　D=35グラム

問1

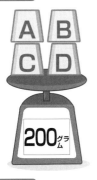

200グラム　110グラム　120グラム　120グラム

解答
A=＿＿＿グラム
B=＿＿＿グラム
C=＿＿＿グラム
D=＿＿＿グラム

問2

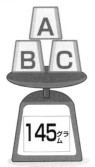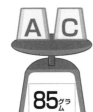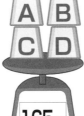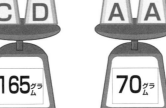

145グラム　85グラム　165グラム　70グラム

解答
A=＿＿＿グラム
B=＿＿＿グラム
C=＿＿＿グラム
D=＿＿＿グラム

問3

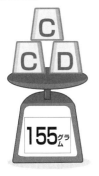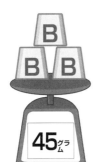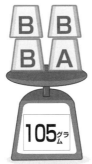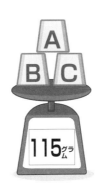

155グラム　45グラム　105グラム　115グラム

解答
A=＿＿＿グラム
B=＿＿＿グラム
C=＿＿＿グラム
D=＿＿＿グラム

解答　問1 A=40 B=80 C=30 D=50　問2 A=35 B=60 C=50 D=75　問3 A=60 B=15 C=40 D=75

ないもの計算②

3つのボードからなる計算式があります。各ボードには0〜9の数字で1つだけ足りないものがあり、その数字で計算式を作って答えましょう。足りない数字をメモせず、各問を見るだけで解答します。

実施日

月　　日

ポイント！ ボードにない数字を一時的に3つ記憶しておき、その3つの数字を頭の中で思い出しながら解く計算問題。短期記憶の強化になります。

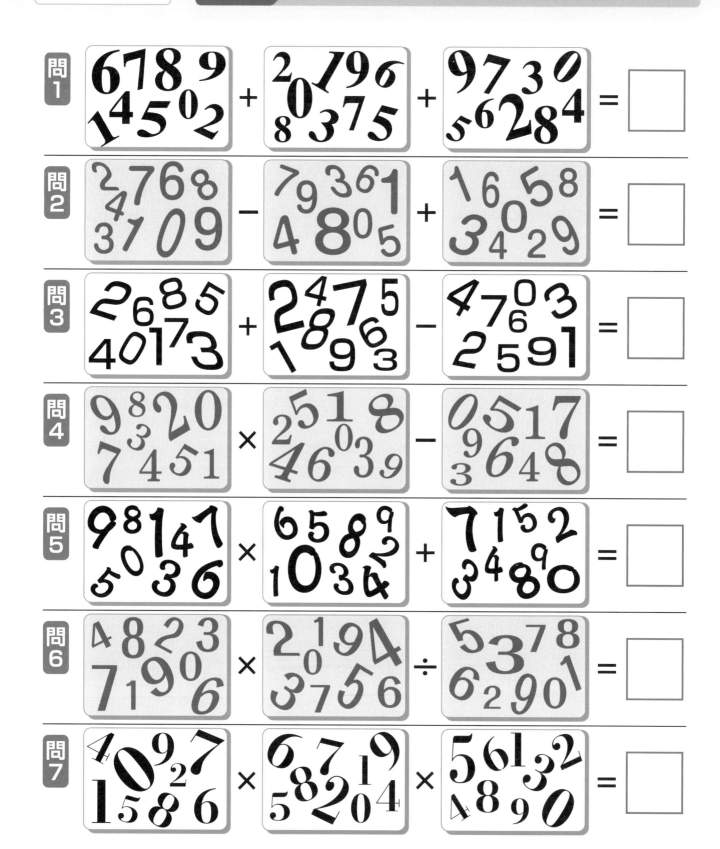

問1　6789 1450 2　＋　2196 0375 8　＋　9730 6284 5　＝ □

問2　2768 4 3109　−　9361 4805　＋　1658 3029　＝ □

問3　2685 40173　＋　2475 1896 3　−　4703 6 2591　＝ □

問4　9820 3 7451　×　518 2 4639　−　0517 9 3648　＝ □

問5　9847 50 36　×　6589 2 1034　＋　7152 3480　＝ □

問6　4823 7190 6　×　2194 0 3756　÷　578 3 6290 1　＝ □

問7　4927 02 1586　×　6719 8204　×　5612 3 4890　＝ □

覚えて縦読みクイズ①

各問に提示された🅐～🅒、あるいは🅐～🅓の言葉を30秒見て覚え、次の㌻に進んで問題に提示された言葉と組み合わせて縦に読み、指定された言葉を探してください。問1と問2は別々に行います。

ポイント! 各問の言葉をしっかり覚え、記憶を保持しながら問題を解くため、脳の短期記憶の中枢である海馬を刺激する効果が期待できます。

問1

右の🅐～🅒の3つの言葉を30秒見て覚えたら、ページをめくってください。

🅐 しかけ

🅑 さくら

🅒 あたま

問2

右の🅐～🅓の4つの言葉を30秒見て覚えたら、ページをめくってください。

🅐 いちご

🅑 ひばな

🅒 ぎんなん

🅓 さいみん

覚えて縦読みクイズ①

問1

前ページで覚えたⒶ～Ⓒの言葉を空欄に当てはめ、縦に読むと色の名前が3つ出てきます。下の解答欄に書いてください。

解答

Ⓑ ☐ ☐ ☐
い ろ り

Ⓐ ☐ ☐ ☐
ろ ま ん

Ⓒ ☐ ☐ ☐
お か ら

- -

問2

前ページで覚えたⒶ～Ⓓの言葉を空欄に当てはめ、縦に読むと県名が5つ出てきます。下の解答欄に書いてください。

解答

Ⓓ ☐ ☐ ☐ ☐
が ん え ん

Ⓒ ☐ ☐ ☐ ☐
ふ う せ ん

Ⓑ ☐ ☐ ☐
ま く ら

Ⓐ ☐ ☐ ☐
さ ば く

22

解答 問1 くろ しろ あお　問2 さが みえ ぎふ なら ちば

実施日

月　日

買い物ぴったり計算②

各問1分で解きましょう。

正答数 ／7問

指定された数のマスを通って、スタートからゴールに向かうドリルです。各マスに記載された金額を使うとして、記載された金額ぴったりを使うにはどのマスを順に通ればいいかを数字で答えてください。

ポイント! 足した金額を一時的に覚え、計算をくり返しながら縦横のマスを進んでゴールをめざすため、短期記憶の訓練に打ってつけです。

問1 👛500円 🏪4マス

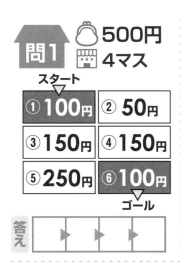

問2 👛800円 🏪5マス

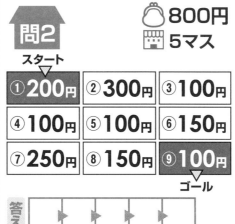

問3 👛1,000円 🏪5マス

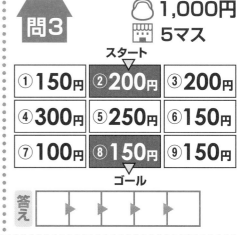

問4 👛1,000円 🏪6マス

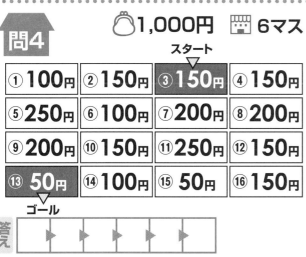

問5 👛1,000円 🏪7マス

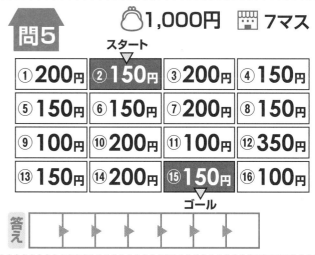

問6 👛1,200円 🏪8マス

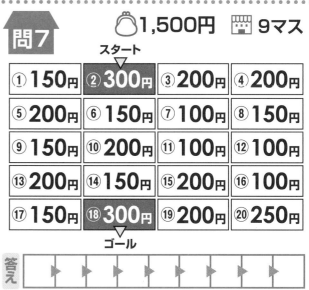

問7 👛1,500円 🏪9マス

①150円	②300円	③200円	④200円
⑤200円	⑥150円	⑦100円	⑧150円
⑨150円	⑩200円	⑪100円	⑫100円
⑬200円	⑭150円	⑮200円	⑯100円
⑰150円	⑱300円	⑲200円	⑳250円

スタート（②）　ゴール（⑱）

答え ▶ ▶ ▶ ▶ ▶ ▶ ▶ ▶

各問1分で解きましょう。

正答数 / 16問

カタカナで書かれた❶〜⓰までの計算式を、頭の中で数字と＋・−の計算記号に置き換えて解答を導き出してください。数字は1ケタか2ケタです。メモをしないで、暗算で計算していきましょう。

実施日 月 日

ポイント！ 計算の途中で出た数字を頭の中にしっかり保持しながら、問題を読み進めていくことが、短期記憶の訓練にピッタリです。

❶ ゴヒクニヒクイチタスナナヒクロク＝

❷ ニタスナナヒクゴタスサンヒクイチ＝

❸ キュウヒクゴタスロクヒクナナタスニ＝

❹ ロクタスナナヒクヨンタスニヒクサン＝

❺ ハチヒクヨンタスキュウヒクゴタスナナ＝

❻ イチタスサンタスゴヒクニヒクロクタスナナ＝

❼ ナナヒクヨンタスロクヒクハチタスゴヒクニ＝

❽ サンタスナナヒクイチヒクロクタスハチヒクヨン＝

❾ ヨンヒクニタスキュウヒクゴタスロクヒクサン＝

❿ キュウタスサンタスナナヒクヨンヒクゴタスハチ＝

⓫ ヨンタスハチタスジュウハチヒクニジュウ＝

⓬ ジュウナナヒクナナタスジュウヨンヒクロク＝

⓭ サンジュウヨンタスロクヒクジュウヒクキュウ＝

⓮ ハチタスジュウナナタスジュウゴヒクヨン＝

⓯ ニジュウキュウタスヨンヒクジュウハチタスキュウ＝

⓰ ヨンジュウニヒクニジュウニヒクジュウタスジュウサン＝

解答 ❶3 ❷6 ❸5 ❹8 ❺15 ❻8 ❼4 ❽7 ❾9 ❿18 ⓫10 ⓬18 ⓭21 ⓮36 ⓯24 ⓰23

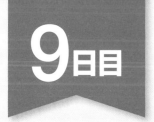
食の雑学クイズ①

卵の栄養や食べ方に関する文章を約1分で音読し、情報をできるだけ多く記憶してください。音読が終わったら、次のｼﾞﾍﾟの問題に進み、各問の正しい情報に○をつけてください。

ポイント! 音読で読み上げた大事な情報を、自分でしっかり押さえて覚えておき、必要に応じて思い出す、短期記憶力強化のトレーニングです。

●下の文章を約1分で音読したら、次のｼﾞﾍﾟの問題に答えてください。

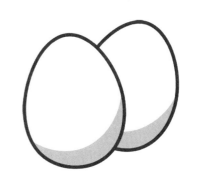

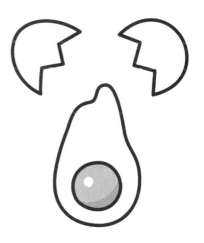

　卵は、ビタミンCと食物繊維以外の栄養成分をすべて含む「完全栄養食品」として知られています。特に、たんぱく質の材料となる必須（ひっす）アミノ酸が非常にバランスよく含まれており、絶好のたんぱく質の補給源といえます。

　Mサイズの卵1個には約7.4ｸﾞﾗﾑのたんぱく質が含まれていますが、実は、固ゆでにすると体内での吸収率が低下してしまいます。効率よく吸収するには、半熟卵や温泉卵が最適です。調理の仕方で吸収率に違いが生じるのは、たんぱく質に凝固する性質があるためです。しっかりと固まったたんぱく質は、腸内で吸収されにくくなるのです。

　しかし、生卵なら吸収率がいいかというと、そうではありません。適度に加熱することで吸収率が高くなります。

　また、近年、卵には脳の活性化に役立つ「コリン」という脂質が含まれることがわかり、注目を集めています。コリンは、卵黄に特に多く含まれています。

●前のページの文章の内容を思い出しながら各問の正解を○で囲みましょう。

❶ 下の3つのうち、卵に含まれている栄養はどれですか？

（ビタミンＣ・食物繊維・必須アミノ酸）

❷ 次のうち、Mサイズの卵に含まれる
たんぱく質の量に最も近い数値はどれですか？

（7.5グラム・7.1グラム・7.9グラム）

❸ 次のうち、たんぱく質の吸収率が
最も高い食べ方はどれですか？

（固ゆで卵・温泉卵・生卵）

❹ 卵のたんぱく質の吸収率が異なるのは、
どんな性質があるためですか？

（溶け出る性質・凝固する性質・蒸発する性質）

❺ 次のうち、文章の内容と合っているのはどれですか？

A 半熟卵より固ゆで卵のほうがたんぱく質は効率よくとれる
B 卵の食べ方のうち、たんぱく質をとるなら生卵が最適だ
C 卵のたんぱく質は適度に加熱すると吸収率が高まる

❻ 脳の活性化に役立つといわれる
「コリン」が多く含まれているのは、卵のどの部分ですか？

（卵黄・卵白・殻）

解答 ①必須アミノ酸 ②7.5グラム ③温泉卵 ④溶け出る性質 ⑤C ⑥卵黄

イラスト記憶クイズ①

下のイラストを1分よく見て、できるだけ多くの情報を記憶してください。記憶し終わったら、次のﾍﾟｰ ｼﾞの問題に進み、各問の正しい情報に○をつけましょう。

ポイント! どこに何があるか、イラスト内の人や動物がどんな状態かを、具体的な言葉にして覚えるのがコツです。

●下のイラストを1分で覚えたら、次のﾍﾟｰ ｼﾞの問題に答えてください。

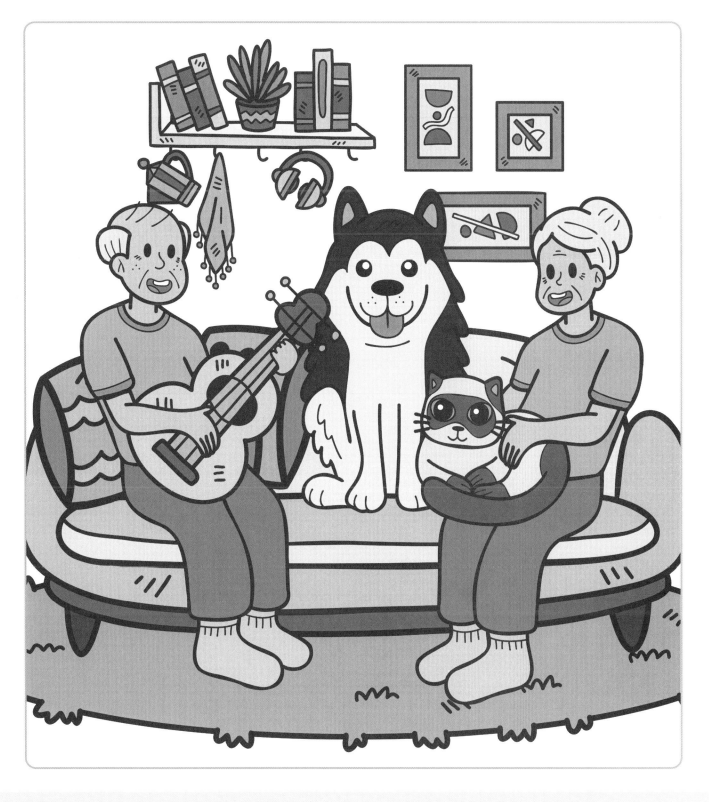

●前の㌻のイラストを思い出しながら各問の正解を○で囲みましょう。

❶ 壁の棚には本は何冊ありましたか？

（6冊・7冊・8冊）

❷ イラストの中のおじいさんの足先の状態として、正しいものはどれですか？

（裸足だった・スリッパをはいていた・
　靴下をはいていた）

❸ 壁のフックにかかっていたものはどれですか？

（カギ・ヘッドホン・ハンガー）

❹ 壁に額に入った絵はいくつ飾られていましたか？

（2つ・3つ・4つ）

❺ イラストの中のいぬの状態として、正しいものはどれですか？

（舌を出している・片耳が垂れている・
　首輪をつけている）

❻ ソファーの上にクッションはありましたか？

（あった・なかった）

解答　❶6冊　❷靴下をはいていた　❸ハンガー　❹3つ　❺片耳が垂れている　❻あった

短期記憶力チェックテスト ·····**1**

実施日

| 月 | 日 |

10日間のトレーニングお疲れ様でした。ここでは、あなたの短期記憶力がどれだけ強化できたかを試すチェックテストを行います。❶❷❸の手順に沿って問題を解き、短期記憶ドリルの成果を試しましょう。

❶ 下のイラストを1分よく見て覚えたら、次のﾍﾟｰｼﾞの問題に答えてください。

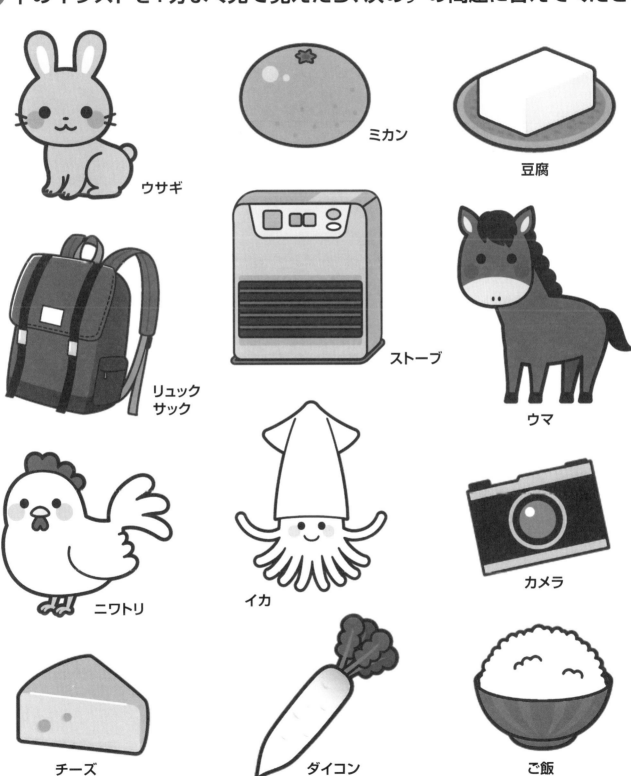

ウサギ

ミカン

豆腐

リュックサック

ストーブ

ウマ

ニワトリ

イカ

カメラ

チーズ

ダイコン

ご飯

❷ 簡単な計算問題と漢字の読み書きです。できるだけ早く1分以内に
すべての問題に答えましょう。この問題の解答は下部にありますが、
答え合わせは❸の問題を済ませてから行ってください。

① 6÷3 ▶ ☐
② 交 流 ▶ ☐
③ 4＋1 ▶ ☐
④ 9－5 ▶ ☐

⑤ 研 究 ▶ ☐
⑥ 4÷2 ▶ ☐
⑦ はなび ▶ ☐
⑧ 2×5 ▶ ☐

⑨ 3＋4 ▶ ☐
⑩ 成 績 ▶ ☐
⑪ 8－6 ▶ ☐
⑫ 参 加 ▶ ☐

❸ ①で覚えた12個のイラストを思い出してその名前を書いてください。
制限時間は3分です。（解答は順不同で可）

☐	☐	☐
☐	☐	☐
☐	☐	☐
☐	☐	☐

書き終えたら前ページのイラストを見て答え合わせをしましょう。
❸で正解した個数であなたの短期記憶力をチェックします。

正答数

1～4個 ▶ 頑張りましょう！

5～10個 ▶ 順調に成果が出ています

11～12個 ▶ すばらしい！

／12問

解答 ①2 ②こうりゅう ③5 ④4 ⑤けんきゅう ⑥2
⑦花火 ⑧10 ⑨7 ⑩せいせき ⑪2 ⑫さんか

12日目 重さ当てドリル②

各問のA～Dの4種の重りは、それぞれ重さが異なります。4つのはかりに表示された重さから推測して、A～Dの重りの重さ1つ当たりがそれぞれ何グラムかを導き、解答欄に記入してください。

実施日

月　日

ポイント！ A～Dのうち、特定しやすい重りの重さから考え、メモをせずに暗算で解いていくと、短期記憶の訓練に効果的です。

問1

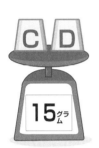 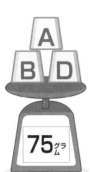 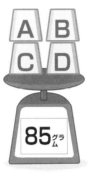 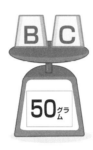

解答

A＝＿＿＿グラム
B＝＿＿＿グラム
C＝＿＿＿グラム
D＝＿＿＿グラム

問2

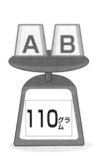 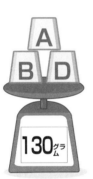 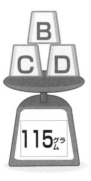 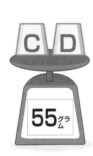

解答

A＝＿＿＿グラム
B＝＿＿＿グラム
C＝＿＿＿グラム
D＝＿＿＿グラム

問3

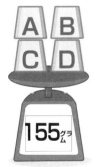 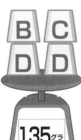 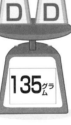 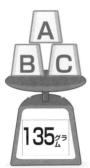 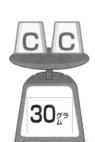

解答

A＝＿＿＿グラム
B＝＿＿＿グラム
C＝＿＿＿グラム
D＝＿＿＿グラム

問4

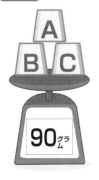 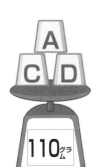 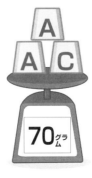 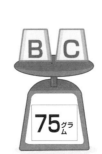

解答

A＝＿＿＿グラム
B＝＿＿＿グラム
C＝＿＿＿グラム
D＝＿＿＿グラム

各問1分で解きましょう。

正答数 ／12問

各問に、2つの金額が示されています。最も少ない数の硬貨でそれぞれの金額を支払うとき、硬貨の数がより少ないのはどちらの金額かを頭の中で考え、解答欄に答えの金額を書いてください。

実施日　月　日

ポイント! 左側の金額は硬貨が何枚必要かを数えてから、右側の枚数を数えます。両者の枚数を覚えておかないと、比較ができなくなります。

問1 90円と46円
硬貨は [　　] 円 が少ない

問2 180円と640円
硬貨は [　　] 円 が少ない

問3 217円と171円
硬貨は [　　] 円 が少ない

問4 452円と930円
硬貨は [　　] 円 が少ない

問5 260円と320円
硬貨は [　　] 円 が少ない

問6 350円と600円
硬貨は [　　] 円 が少ない

問7 896円と473円
硬貨は [　　] 円 が少ない

問8 352円と850円
硬貨は [　　] 円 が少ない

問9 240円と580円
硬貨は [　　] 円 が少ない

問10 760円と420円
硬貨は [　　] 円 が少ない

問11 307円と265円
硬貨は [　　] 円 が少ない

問12 885円と578円
硬貨は [　　] 円 が少ない

【問1】90円 【問2】180円 【問3】171円 【問4】452円 【問5】260円 【問6】600円 【問7】473円 【問8】850円 【問9】580円 【問10】760円 【問11】265円 【問12】578円

13日目 脳活豆知識クイズ①

実施日

月　　日

趣味の映画鑑賞と脳の活性化に関する文章を約1分で音読し、情報をできるだけ多く記憶してください。音読が終わったら、次のデーの問題に進み、各問の正しい情報に○をつけてください。

1分で覚えましょう。

正答数

／6問

ポイント! 音読で読み上げた大事な情報を、自分でしっかり押さえて覚えておき、必要に応じて思い出す、短期記憶力強化のトレーニングです。

●下の文章を約1分で音読したら、次のデーの問題に答えてください。

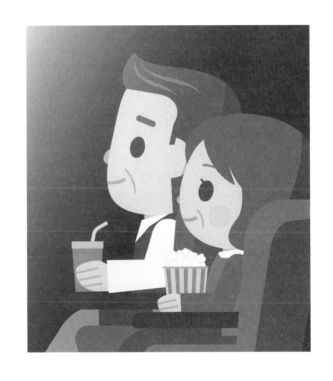

　脳を活性化して認知症を予防するには、現役を引退したあとに趣味を楽しむことが有効だといわれています。もし、「今、趣味がない」という人は、映画鑑賞を趣味にするのはいかがでしょうか。

　米国のメイヨークリニックでは、「絵を描く」「映画鑑賞」「ネットで買い物」などさまざまな趣味を持つ85〜89歳の高齢者256人を対象に、認知症の前段階である軽度認知障害（MCI）のなりやすさについての研究が行われました。その結果、映画鑑賞を楽しむ人は、そうでない人に比べて軽度認知障害になる危険度が55％低かったことが報告されています。ほかにも、フランスの研究では、週に1回でも映画館や観劇に出かける人は、そうでない人に比べて認知症になる危険度が約半分になると報告されています。

　映画鑑賞をするときは、1人でテレビで観るのではなく、家族や友達を誘って映画館で鑑賞することをおすすめします。鑑賞後に家族や友達と感想を話して会話を楽しむと、感動を深く共有できたり、知見が豊かになったりして、脳がより活性化します。

●研究の出典：Neurology. 2015 May 5;84(18):1854-61

●前の㌻の文章の内容を思い出しながら各問の正解を○で囲みましょう。

❶ 趣味と認知症リスクの関係について研究したメイヨークリニックは、どこの国にありますか?

（米国・英国・フランス）

❷ メイヨークリニックで行われた研究の対象になった高齢者は、何歳から何歳までの何人でしたか?

（85〜94歳の156人・85〜89歳の256人・
　80〜89歳の526人）

❸ メイヨークリニックで行われた研究の対象となった趣味として、本文中に登場していない趣味はどれですか?

（絵を描く・ネットで買い物をする・庭いじりをする）

❹ メイヨークリニックの研究では、映画鑑賞を趣味とする人は、そうでない人に比べて何%軽度認知障害のリスクが下がりましたか?

（35%・53%・55%）

❺ 認知症の前段階である「軽度認知障害」は、アルファベット3文字でなんといいますか?

（MCI・MCY・MCA）

❻ 本文ですすめている脳にいい映画鑑賞の方法として、適切でないのは次のうちどれですか?

A 映画は映画館に出かけて鑑賞するといい

B 映画は家で1人でじっくりと観るといい

C 映画は家族や友達と観るといい

解答 ❶米国 ❷85〜89歳の256人 ❸ネットで買い物をする ❹55% ❺MCI ❻B

消えた物と増えた物クイズ②

問題のイラストを1分よく見て覚え、次のページの問題に進みます。次のページでは2つ、イラストが入れ替わっているので、消えた物と増えた物をそれぞれ答えてください。問1と問2は別々に行います。

実施日

月　　日

ポイント! 一時的に問題のイラストの記憶を保持しながら、消えた物と増えた物が何かを考えることで、短期記憶力が大いに磨かれます。

問1 下の4つのイラストを1分見て覚え、次のページの問題に答えてください。

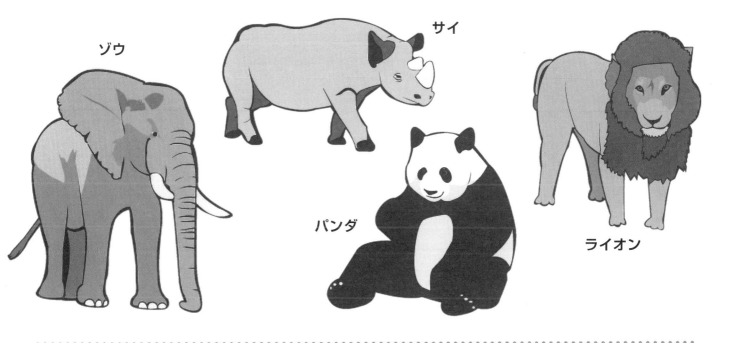

ゾウ　サイ　パンダ　ライオン

問2 下の6つのイラストを1分見て覚え、次のページの問題に答えてください。

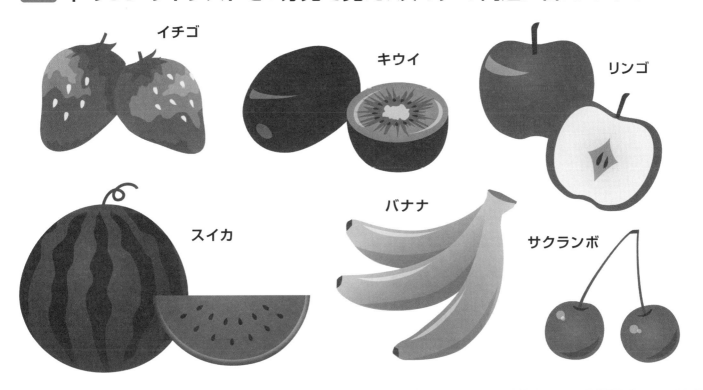

イチゴ　キウイ　リンゴ　スイカ　バナナ　サクランボ

問1 前のペ━ジのイラストを思い出して、消えた物2つと、
増えた物2つを解答欄に書いてください。

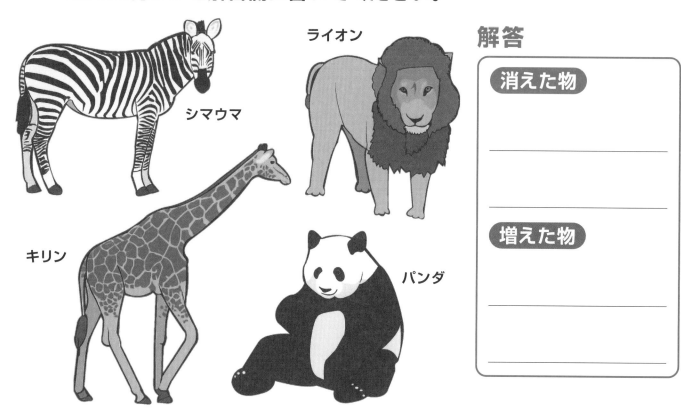

ライオン

シマウマ

キリン

パンダ

解答

消えた物

増えた物

問2 前のペ━ジのイラストを思い出して、消えた物2つと、
増えた物2つを解答欄に書いてください。

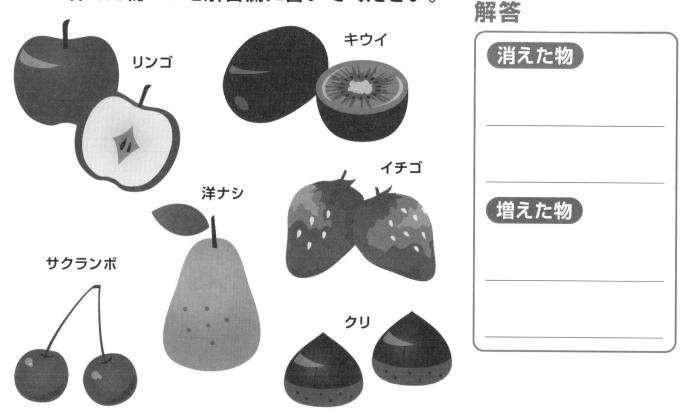

リンゴ

キウイ

洋ナシ

イチゴ

サクランボ

クリ

解答

消えた物

増えた物

15日目 ないもの計算③

各問1分で解きましょう。

正答数 ／7問

3つのボードからなる計算式があります。各ボードには0～9の数字で1つだけ足りないものがあり、その数字で計算式を作って答えましょう。足りない数字をメモせず、各問を見るだけで解答します。

実施日　月　日

ポイント！ ボードにない数字を一時的に3つ記憶しておき、その3つの数字を頭の中で思い出しながら解く計算問題。短期記憶の強化になります。

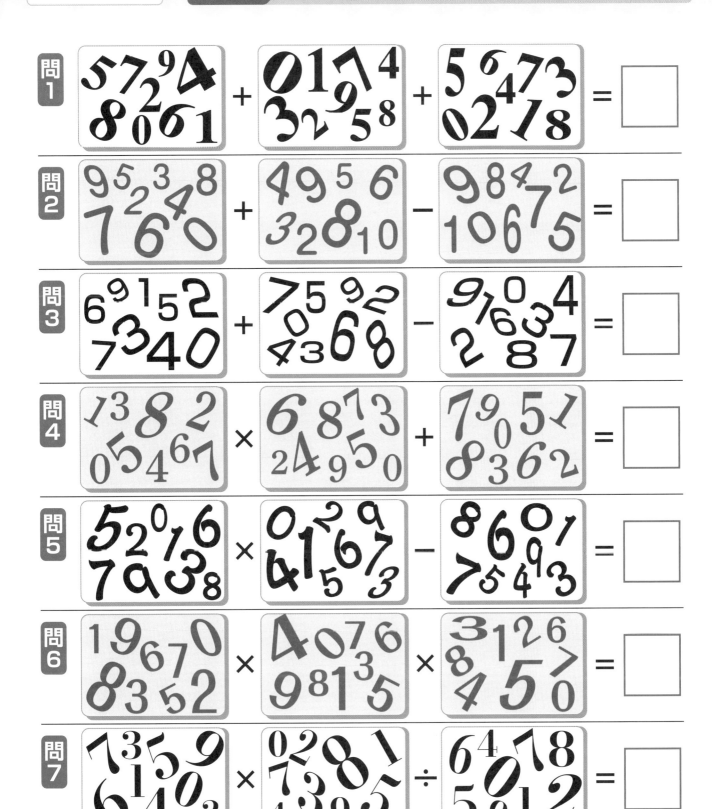

問1 ＝ □
問2 ＝ □
問3 ＝ □
問4 ＝ □
問5 ＝ □
問6 ＝ □
問7 ＝ □

買い物ぴったり計算③

指定された数のマスを通って、スタートからゴールに向かうドリルです。各マスに記載された金額を使うとして、記載された金額ぴったりを使うにはどのマスを順に通ればいいかを数字で答えてください。

各問1分で解きましょう。

正答数 ／7問

実施日

月　日

ポイント！ 足した金額を一時的に覚え、計算をくり返しながら縦横のマスを進んでゴールをめざすため、短期記憶の訓練に打ってつけです。

問1　👛600円　🏪4マス

スタート
①150円	②150円
③200円	④150円
⑤150円	⑥150円

ゴール

答え □▶□▶□▶□

問2　👛700円　🏪5マス

スタート
① 50円	②100円	③ 50円
④150円	⑤250円	⑥250円
⑦100円	⑧200円	⑨100円

ゴール

答え □▶□▶□▶□▶□

問3　👛800円　🏪5マス

スタート
①100円	②100円	③200円
④250円	⑤200円	⑥200円
⑦ 50円	⑧300円	⑨100円

ゴール

答え □▶□▶□▶□▶□

問4　👛1,000円　🏪6マス

スタート
①100円	②200円	③200円	④100円
⑤250円	⑥200円	⑦200円	⑧150円
⑨100円	⑩100円	⑪200円	⑫150円
⑬150円	⑭100円	⑮100円	⑯100円

ゴール

答え □▶□▶□▶□▶□▶□

問5　👛1,000円　🏪7マス

スタート
①250円	②150円	③200円	④100円
⑤ 50円	⑥100円	⑦100円	⑧200円
⑨250円	⑩200円	⑪300円	⑫200円
⑬150円	⑭150円	⑮100円	⑯100円

ゴール

答え □▶□▶□▶□▶□▶□▶□

問6　👛1,300円　🏪8マス

スタート
①250円	②200円	③300円	④200円
⑤100円	⑥100円	⑦200円	⑧350円
⑨200円	⑩250円	⑪300円	⑫250円
⑬300円	⑭100円	⑮100円	⑯150円
⑰100円	⑱400円	⑲250円	⑳100円

ゴール

答え □▶□▶□▶□▶□▶□▶□▶□

問7　👛1,500円　🏪9マス

スタート
①200円	②300円	③250円	④200円
⑤ 50円	⑥100円	⑦150円	⑧300円
⑨150円	⑩200円	⑪300円	⑫200円
⑬100円	⑭350円	⑮300円	⑯300円
⑰100円	⑱200円	⑲100円	⑳200円

ゴール

答え □▶□▶□▶□▶□▶□▶□▶□▶□

イラスト間違い探し②

各問1分で解きましょう。

正答数

／6問

実施日

月　日

下のイラストを1分間よく見て、できるだけ多くの情報を記憶してください。記憶し終わったら、次のﾍﾟｰｼﾞの問題に進み、異なっているところを3つ探しましょう。問1と問2は別々に解いてください。

ポイント! 「正」のイラストを一時的に記憶した後、「誤」のイラストを見ます。難しい場合は表裏で「正」と「誤」のイラストを見比べてもOKです。

問1 下のイラストを1分で覚えたら、次のﾍﾟｰｼﾞの問題に答えてください。

正のイラスト

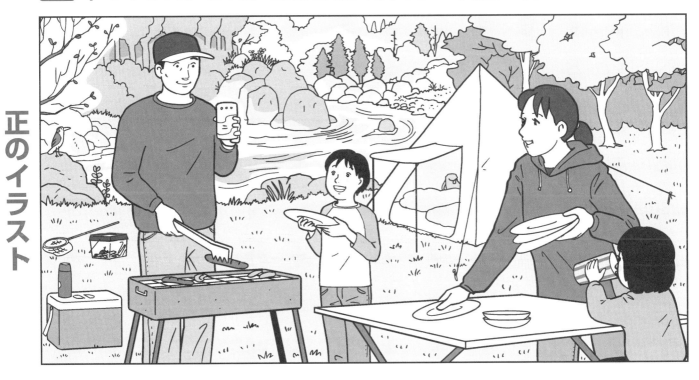

問2 下のイラストを1分で覚えたら、次のﾍﾟｰｼﾞの問題に答えてください。

正のイラスト

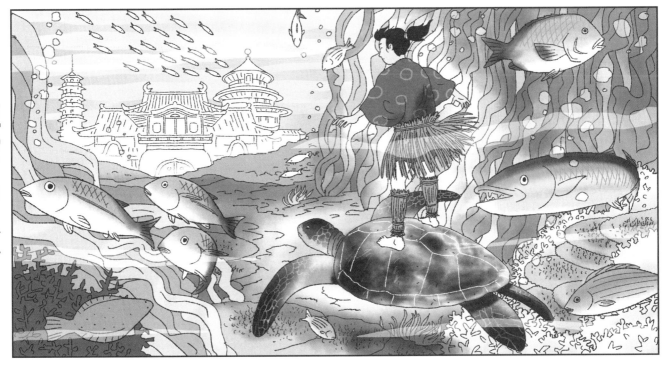

問1 前のペーシのイラストを思い出しながら、
異なる場所を3つ探して〇で囲みましょう。

解答は71ペーシ

誤のイラスト

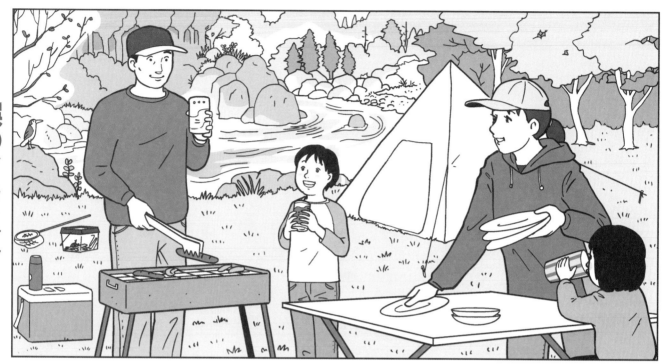

問2 前のペーシのイラストを思い出しながら、
異なる場所を3つ探して〇で囲みましょう。

誤のイラスト

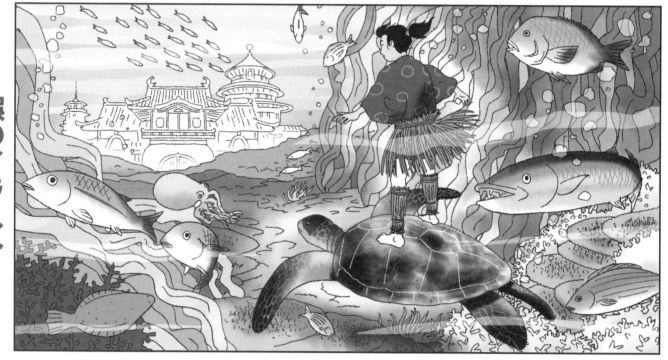

解答は71ペーシ

カタカナで書かれた❶～⓰までの計算式を、頭の中で数字と＋・－の計算記号に置き換えて解答を導き出してください。数字は1ケタか2ケタです。メモをしないで、暗算で計算していきましょう。

実施日 月 日

ポイント! 計算の途中で出た数字を頭の中にしっかり保持しながら、問題を読み進めていくことが、短期記憶の訓練にピッタリです。

❶ ヨンヒクイチタスニタスサンヒクゴ＝

❷ ニタスロクヒクイチヒクゴタスヨン＝

❸ ナナヒクニタスロクヒクハチタスサン＝

❹ ロクタスハチヒクゴタスニヒクサン＝

❺ キュウヒクニタスロクタスハチヒクヨン＝

❻ ヨンヒクニタスサンヒクイチタスゴヒクナナ＝

❼ イチタスロクヒクニタスヨンヒクナナタスゴ＝

❽ ハチヒクニタスヨンヒクキュウタスサンタスロク＝

❾ サンタスロクヒクイチタスナナタスキュウヒクヨン＝

❿ ゴヒクイチタスキュウタスハチヒクヨンタスロク＝

⓫ ジュウイチタスジュウニヒクサンタスイチ＝

⓬ ジュウヨンヒクナナタスジュウサンヒクロク＝

⓭ ハチタスジュウヨンヒクジュウニタスナナ＝

⓮ キュウタスロクタスジュウゴヒクジュウハチ＝

⓯ ジュウナナタスキュウヒクハチタスジュウハチ＝

⓰ ゴジュウゴヒクジュウゴヒクサンジュウタスジュウサン＝

硬貨カウントクイズ③

各問に、2つの金額が示されています。最も少ない数の硬貨でそれぞれの金額を支払うとき、硬貨の数がより少ないのはどちらの金額かを頭の中で考え、解答欄に答えの金額を書いてください。

各問1分で解きましょう。

正答数

／**12**問

実施日

月　日

ポイント! 左側の金額は硬貨が何枚必要かを数えてから、右側の枚数を数えます。両者の枚数を覚えておかないと、比較ができなくなります。

問1 35円と56円

硬貨は ［　　　　］円 が少ない

問2 840円と780円

硬貨は ［　　　　］円 が少ない

問3 405円と750円

硬貨は ［　　　　］円 が少ない

問4 590円と290円

硬貨は ［　　　　］円 が少ない

問5 195円と680円

硬貨は ［　　　　］円 が少ない

問6 165円と132円

硬貨は ［　　　　］円 が少ない

問7 726円と356円

硬貨は ［　　　　］円 が少ない

問8 280円と740円

硬貨は ［　　　　］円 が少ない

問9 943円と483円

硬貨は ［　　　　］円 が少ない

問10 315円と190円

硬貨は ［　　　　］円 が少ない

問11 285円と835円

硬貨は ［　　　　］円 が少ない

問12 630円と365円

硬貨は ［　　　　］円 が少ない

解答　【問1】56円　【問2】780円　【問3】750円　【問4】590円　【問5】680円　【問6】165円　【問7】356円　【問8】280円　【問9】483円　【問10】315円　【問11】285円　【問12】630円

実施日

月　日

覚えて縦読みクイズ②

各問に提示された🅐〜🅒、あるいは🅐〜🅓の言葉を30秒見て覚え、次のページに進んで問題に提示された言葉と組み合わせて縦に読み、指定された言葉を探してください。問1と問2は別々に行います。

各問1分で解きましょう。

正答数

／8問

ポイント！ 各問の言葉をしっかり覚え、記憶を保持しながら問題を解くため、脳の短期記憶の中枢である海馬を刺激する効果が期待できます。

問1

右の🅐〜🅒の3つの言葉を30秒見て覚えたら、ページをめくってください。

🅐 きいろ

🅑 しはい

🅒 いくら

問2

右の🅐〜🅓の4つの言葉を30秒見て覚えたら、ページをめくってください。

🅐 はんばい

🅑 ゆーもあ

🅒 きんぞく

🅓 はんのう

問1

前ページで覚えたⒶ～Ⓒの言葉を空欄に当てはめ、縦に読むと数字の名前が3つ出てきます。下の解答欄に書いてください。

解答

Ⓑ [ ] [ ] [ ]
し ち み

Ⓒ [ ] [ ] [ ]
ち ま き

Ⓐ [ ] [ ] [ ]
は い く

問2

前ページで覚えたⒶ～Ⓓの言葉を空欄に当てはめ、縦に読むと花の名前が5つ出てきます。下の解答欄に書いてください。

解答

Ⓑ [ ] [ ] [ ] [ ]
り ょ こ う

Ⓓ [ ] [ ] [ ] [ ]
う み が め

Ⓐ [ ] [ ] [ ] [ ]
す ず ら ん

Ⓒ [ ] [ ] [ ] [ ]
く だ も の

食の雑学クイズ②

キャベツの栄養や食べ方に関する文章を約1分で音読し、情報をできるだけ多く記憶してください。音読が終わったら、次の㌻の問題に進み、各問の正しい情報に○をつけてください。

ポイント！ 音読で読み上げた大事な情報を、自分でしっかり押さえて覚えておき、必要に応じて思い出す、短期記憶力強化のトレーニングです。

●下の文章を約1分で音読したら、次の㌻の問題に答えてください。

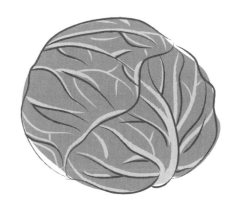

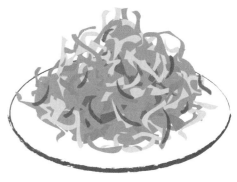

　とんかつのつけあわせといえば、千切りキャベツが代表的です。千切りキャベツを冷水にさらすとシャキシャキ感が増しますが、実は、栄養の観点から見るとおすすめできません。キャベツに含まれるビタミンCやビタミンUなどの栄養は水に溶けやすい性質（水溶性）があり、長く冷水に浸すと流れ出てしまいます。そのため、葉をはがしてから洗い、そのあとに切るといいでしょう。シャキッとさせたいときは、サッと冷水にくぐらせる程度にします。

　キャベツ以外も、野菜は切る前に洗うのが基本です。ホウレンソウやコマツナなどに豊富に含まれるビタミンB群も水溶性なので、切る前に洗うようにしましょう。

　野菜は、加熱の仕方も大切。ゆでて加熱すると、大切な栄養が流れ出てしまいます。栄養の流出を防ぐには、蒸すか、ラップに包んで電子レンジで加熱するといいでしょう。

●前の🔖の文章の内容を思い出しながら各問の正解を○で囲みましょう。

❶ 千切りキャベツをシャキッとさせるのに
役立つのは、どれですか？

（冷水・塩水・温水）

❷ 次のうち、キャベツに含まれていない栄養はどれですか？

（ビタミンA・ビタミンC・ビタミンU）

❸ キャベツに含まれるビタミンCの性質は、
次のうちどれですか？

（不溶性・水溶性・脂溶性）

❹ 本文に名前が出てこなかった野菜は次のうちどれですか？

（コマツナ・ホウレンソウ・レタス）

❺ 次のうち、文章の内容と間違っている情報はどれですか？

A キャベツは葉をはがしてから千切りにするといい

B キャベツは千切りにしてから水で洗うといい

C キャベツは洗ってから千切りにするといい

❻ 野菜を加熱料理するさいに、
さけたほうがいいのは次のうちどれですか？

（ゆでる・蒸す・ラップに包む）

20日目 イラスト記憶クイズ②

下のイラストを1分よく見て、できるだけ多くの情報を記憶してください。記憶し終わったら、次のページの問題に進み、各問の正しい情報に○をつけましょう。

実施日

月　　日

ポイント! どこに何匹のねこがいるか、ねこが何をしているか、どんなようすかを、具体的な言葉にして覚えるのがコツです。

● 下のイラストを1分で覚えたら、次のページの問題に答えてください。

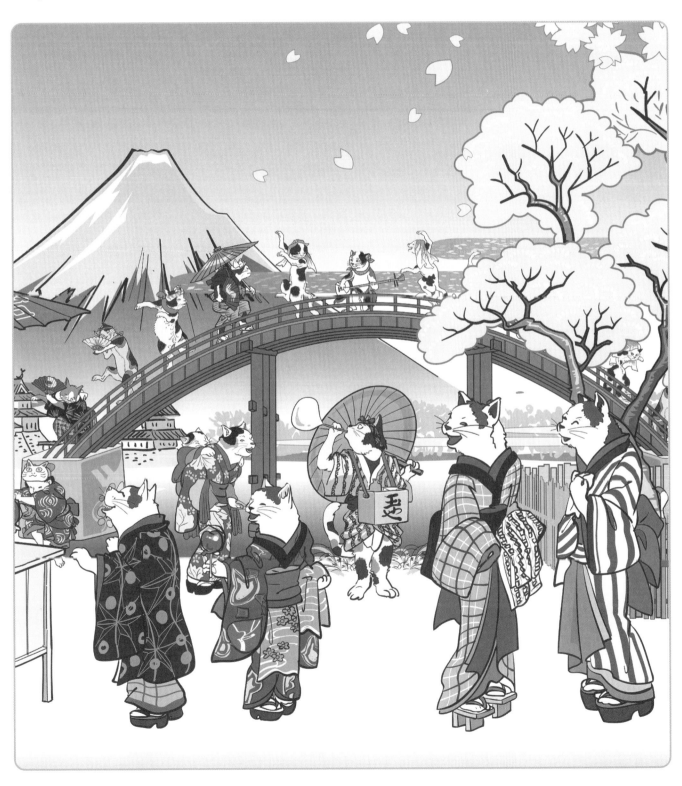

●前のページのイラストを思い出しながら各問の正解を○で囲みましょう。

❶ イラストの中に傘を持っているねこは何匹いましたか？

（2匹・3匹・4匹）

❷ 橋の上で踊っていたねこが
手に持っていた物はなんですか？

（木の枝・扇子・鈴）

❸ 橋の上の中央にいた猫が持っていた
楽器はなんですか？

（大正琴・笛・三味線）

❹ 空に舞っていたものはなんですか？

（桜の花びら・紙吹雪・銀テープ）

❺ 次の中で、イラストにいなかったねこはどれですか？

（子供をおんぶしているねこ・
りんご飴を持っているねこ・桶を運んでいるねこ）

❻ 手前最も右にいたねこのようすとして、
正しいものはどれですか？

（高下駄をはいている・顔が怒っている・
着物の柄がしま模様）

短期記憶力 チェックテスト ……2

9日間のトレーニングお疲れ様でした。ここでは、あなたの短期記憶力がどれだけ強化できたかを試すチェックテストを行います。❶❷❸の手順に沿って問題を解き、短期記憶ドリルの成果を試しましょう。

❶ 下のイラストを1分よく見て覚えたら、次のページの問題に答えてください。

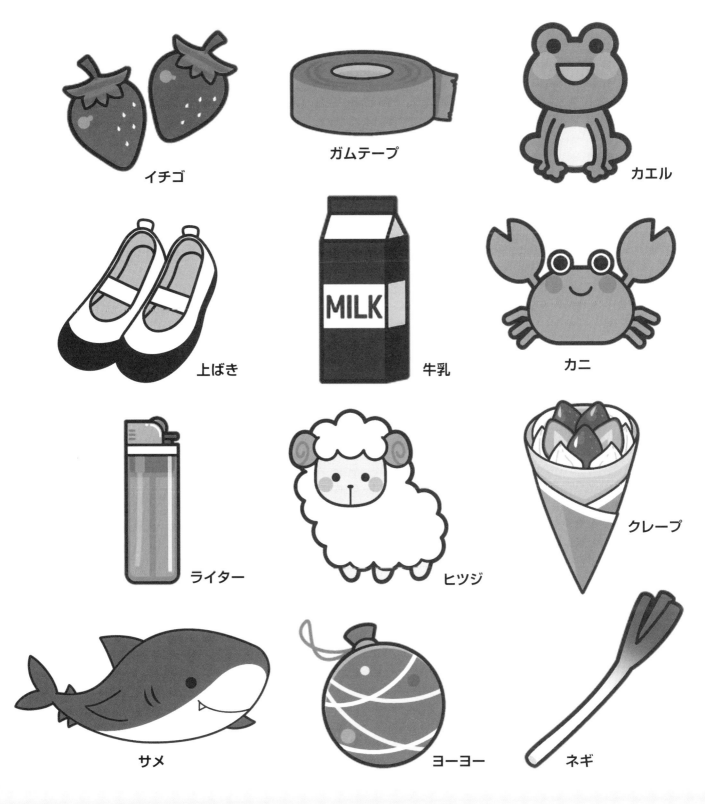

イチゴ

ガムテープ

カエル

上ばき

牛乳

カニ

ライター

ヒツジ

クレープ

サメ

ヨーヨー

ネギ

❷ 簡単な計算問題と漢字の読み書きです。できるだけ早く1分以内に
　すべての問題に答えましょう。この問題の解答は下部にありますが、
　答え合わせは❸の問題を済ませてから行ってください。

① 7×2 ▶ 　　　　　
② 評 価 ▶ 　　　　　
③ $9 \div 3$ ▶ 　　　　　
④ $1 + 7$ ▶ 　　　　　
⑤ 忍 耐 ▶ 　　　　　
⑥ $5 - 3$ ▶ 　　　　　
⑦ 信 頼 ▶ 　　　　　
⑧ $8 \div 4$ ▶ 　　　　　
⑨ $2 + 6$ ▶ 　　　　　
⑩ 夢 中 ▶ 　　　　　
⑪ もくひょう ▶ 　　　　　
⑫ 4×3 ▶ 　　　　　

❸ ①で覚えた12個のイラストを思い出してその名前を書いてください。
　制限時間は3分です。(解答は順不同で可)

書き終えたら前ページのイラストを見て答え合わせをしましょう。
❸で正解した個数であなたの短期記憶力をチェックします。

1〜4個 ▶	頑張りましょう！
5〜10個 ▶	順調に成果が出ています
11〜12個 ▶	すばらしい！

正答数 　／ **12問**

解答 ①14 ②ひょうか ③3 ④8 ⑤にんたい ⑥2 ⑦しんらい ⑧2 ⑨8 ⑩むちゅう ⑪目標 ⑫12

重さ当てドリル③

各問のA～Dの4種の重りは、それぞれ重さが異なります。4つのはかりに表示された重さから推測して、A～Dの重りの重さ1つ当たりがそれぞれ何グラムかを導き、解答欄に記入してください。

各問1分で解きましょう。

正答数

／4問

実施日

月　日

ポイント! A～Dのうち、特定しやすい重りの重さから考え、メモをせずに暗算で解いていくと、短期記憶の訓練に効果的です。

問1

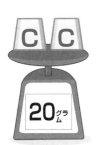 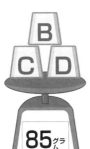 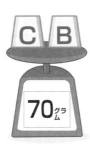 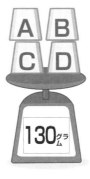

解答

A = ＿＿＿ グラム
B = ＿＿＿ グラム
C = ＿＿＿ グラム
D = ＿＿＿ グラム

問2

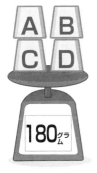 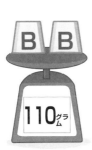 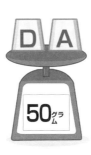 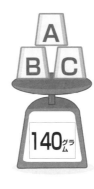

解答

A = ＿＿＿ グラム
B = ＿＿＿ グラム
C = ＿＿＿ グラム
D = ＿＿＿ グラム

問3

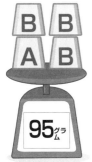 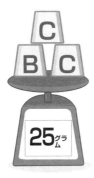 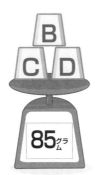 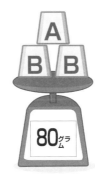

解答

A = ＿＿＿ グラム
B = ＿＿＿ グラム
C = ＿＿＿ グラム
D = ＿＿＿ グラム

問4

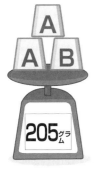 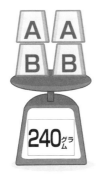 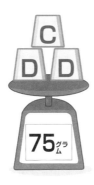 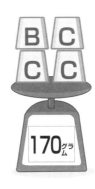

解答

A = ＿＿＿ グラム
B = ＿＿＿ グラム
C = ＿＿＿ グラム
D = ＿＿＿ グラム

ないもの計算④

3つのボードからなる計算式があります。各ボードには0～9の数字で1つだけ足りないものがあり、その数字で計算式を作って答えましょう。足りない数字をメモせず、各問を見るだけで解答します。

正答数 ／7問

実施日 月 日

ポイント! ボードにない数字を一時的に3つ記憶しておき、その3つの数字を頭の中で思い出しながら解く計算問題。短期記憶の強化になります。

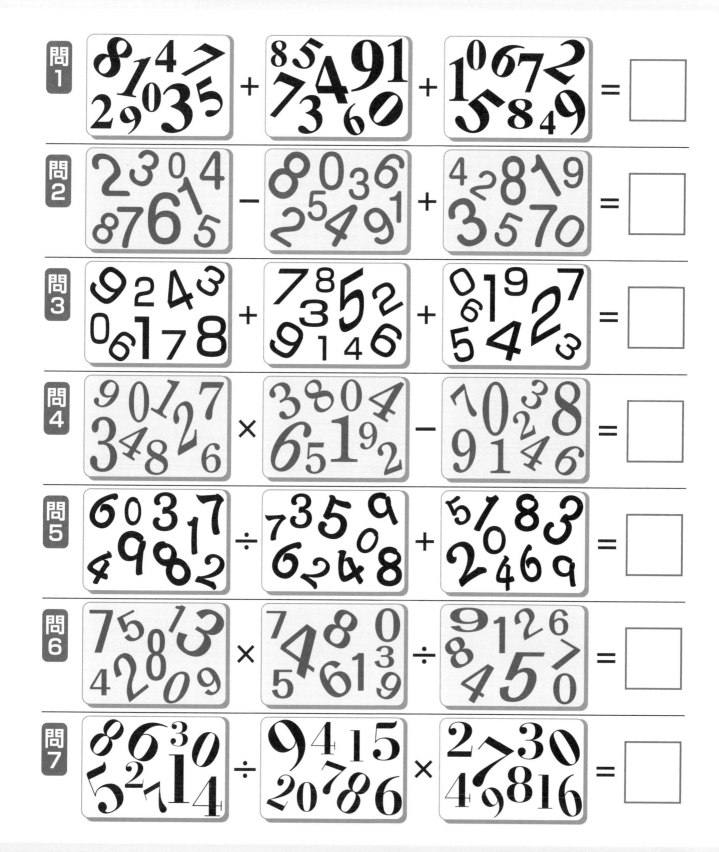

問1 □ + □ + □ = □

問2 □ - □ + □ = □

問3 □ + □ + □ = □

問4 □ × □ - □ = □

問5 □ ÷ □ + □ = □

問6 □ × □ ÷ □ = □

問7 □ ÷ □ × □ = □

解答 【問1】6+2+3=11 【問2】9-7+6=8 【問3】5+0+8=13 【問4】5×7-5=30 【問5】5÷1+7=12 【問6】6×2÷3=4 【問7】9÷3×5=15

消えた物と増えた物クイズ③

問題のイラストを1分よく見て覚え、次のｼﾞの問題に進みます。次のｼﾞでは2つ、イラストが入れ替わっているので、消えた物と増えた物をそれぞれ答えてください。問1と問2は別々に行います。

1分で覚えましょう。

正答数

／8問

実施日

月　日

ポイント! 一時的に問題のイラストの記憶を保持しながら、消えた物と増えた物が何かを考えることで、短期記憶力が大いに磨かれます。

問1 下の4つのイラストを1分見て覚え、次のｼﾞの問題に答えてください。

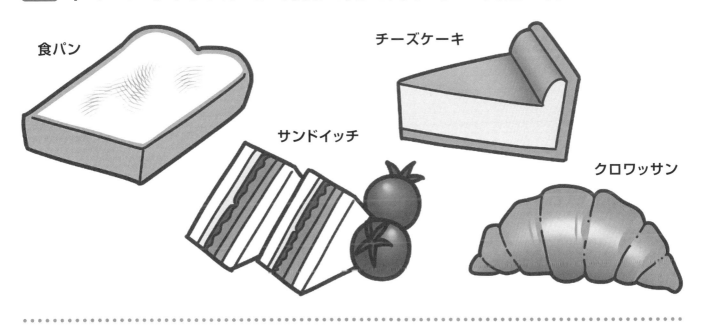

食パン

チーズケーキ

サンドイッチ

クロワッサン

問2 下の6つのイラストを1分見て覚え、次のｼﾞの問題に答えてください。

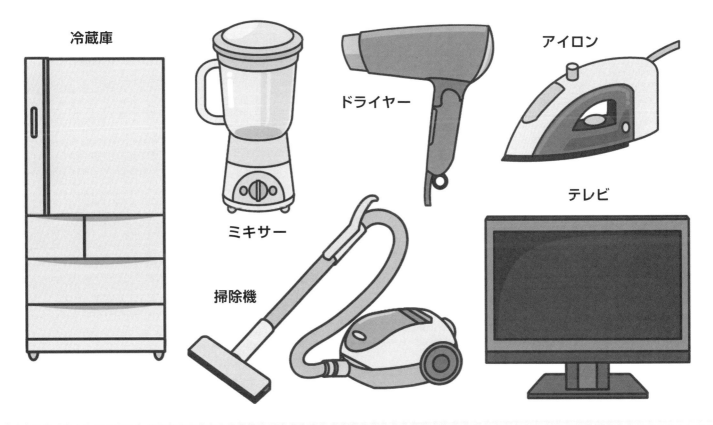

冷蔵庫

ミキサー

ドライヤー

アイロン

テレビ

掃除機

問1 前のページのイラストを思い出して、消えた物2つと、
増えた物2つを解答欄に書いてください。

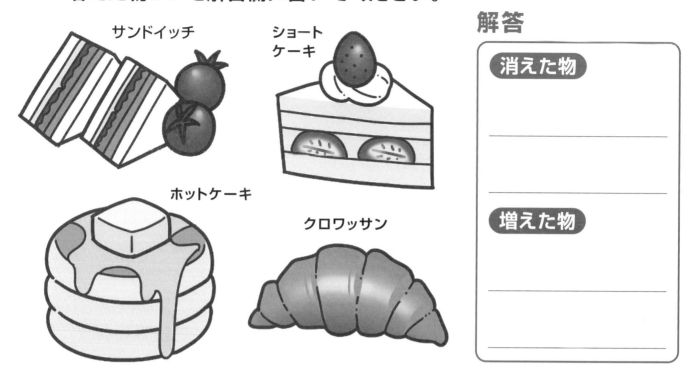

サンドイッチ

ショート
ケーキ

ホットケーキ

クロワッサン

解答

消えた物

_____

_____

増えた物

_____

_____

問2 前のページのイラストを思い出して、消えた物2つと、
増えた物2つを解答欄に書いてください。

テレビ

アイロン

ドライヤー

電子レンジ

扇風機

掃除機

解答

消えた物

_____

_____

増えた物

_____

_____

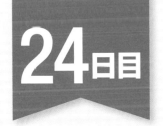

24日目 脳活豆知識クイズ②

1分で覚えましょう。

正答数 ／**6**問

脳活とマインドフルネスに関する文章を約1分で音読し、情報をできるだけ多く記憶してください。音読が終わったら、次のㇷ゚ーの問題に進み、各問の正しい情報に○をつけてください。

実施日

月　日

ポイント! 音読で読み上げた大事な情報を、自分でしっかり押さえて覚えておき、必要に応じて思い出す、短期記憶力強化のトレーニングです。

●下の文章を約1分で音読したら、次のㇷ゚ーの問題に答えてください。

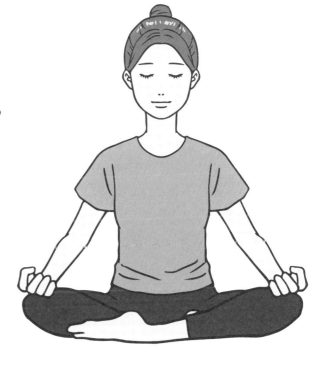

　近年、ストレスを和らげて脳を活性化させる方法として、米国で「マインドフルネス」がブームになっています。マインドフルネスは、ひと言でいうと「今、ここにいることに意識を向ける精神状態を作ること」。禅や瞑想（めいそう）が源流ですが、例えば「3分座ったまま目を閉じ、自分の呼吸だけに意識を集中する」のも、立派なマインドフルネスになります。マインドフルネスを行うときに大切なのは、頭に雑念が浮かんでも、呼吸に集中して頭を空っぽにすることです。

　脳の大脳辺縁系の一部である「海馬（かいば）」は、主に短期記憶を担う重要な部分です。この海馬の血流が途絶えると「灰白質（かいはくしつ）」という白い病変が生じ、認知症のリスクが高まるといわれています。米国のカリフォルニア大学ロサンゼルス校の研究では、マインドフルネスを習慣的に行う人ほど灰白質が少なく、認知症のリスクが小さくなると報告されています。

　そのほかにも、マインドフルネスを習慣にすると、「うつ病の再発リスクが34％下がった」「睡眠の質が改善した」「高い血圧が下がった」といった効果も研究で確認されています。

脳活豆知識クイズ②

●前のページの文章の内容を思い出しながら各問の正解を○で囲みましょう。

❶ マインドフルネスをひと言で説明したものとして、最も適切なものは次のうちどれですか？

A「今まであったことを思い返すこと」

B「今ここにいることに意識を集中させること」

C「今から行うべきことを考えること」

❷ マインドフルネスの源流になっているものとして、次の3つのうち、誤っているのはどれですか？

（禅・瞑想・読経）

❸ 脳に増えると認知症リスクが高まるとされている病変の名前は？

（石灰質・灰白質・白灰質）

❹ マインドフルネスが脳に与える影響について調べたのは、カリフォルニア大学のどこにある学校ですか？

（ロサンゼルス・ニューヨーク・サンディエゴ）

❺ 短期記憶を担う海馬は、脳のどの部分にありますか？

（大脳新皮質・大脳辺縁系・大脳基底核）

❻ マインドフルネスを行うことで確認されている健康効果として、本文中で述べられていないのは次のうちどれですか？

（うつの再発予防・睡眠の質の改善・炎症を鎮める作用）

覚えて縦読みクイズ③

各問1分で解きましょう。

正答数 ／9問

各問に提示された🅐〜🅒、あるいは🅐〜🅓の言葉を30秒見て覚え、次のページに進んで問題に提示された言葉と組み合わせて縦に読み、指定された言葉を探してください。問1と問2は別々に行います。

実施日

月 日

ポイント！ 各問の言葉をしっかり覚え、記憶を保持しながら問題を解くため、脳の短期記憶の中枢である海馬を刺激する効果が期待できます。

問1

右の🅐〜🅒の3つの言葉を30秒見て覚えたら、ページをめくってください。

🅐 せかい

🅑 たまご

🅒 かいいぬ

問2

右の🅐〜🅓の4つの言葉を30秒見て覚えたら、ページをめくってください。

🅐 うわさ

🅑 はさみ

🅒 いんく

🅓 したうけ

問1

前ページで覚えた Ⓐ～Ⓒ の言葉を空欄に当てはめ、縦に読むと海や川の生き物の名前が4つ出てきます。下の解答欄に書いてください。

解答

Ⓒ □ □ □ □
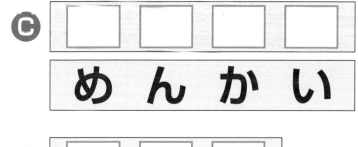
め ん か い

Ⓐ □ □ □
あ に め

Ⓑ □ □ □
こ い ん

問2

前ページで覚えた Ⓐ～Ⓓ の言葉を空欄に当てはめ、縦に読むと動物の名前が5つ出てきます。下の解答欄に書いてください。

解答

Ⓑ □ □ □
か る た

Ⓓ □ □ □ □
か ん し ん

Ⓐ □ □ □
ま ん が

Ⓒ □ □ □
さ ん ま

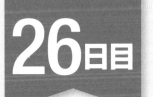

26日目 カタカナ計算④

各問1分で解きましょう。

正答数

／16問

実施日

月　日

カタカナで書かれた❶～⓰までの計算式を、頭の中で数字と＋・－の計算記号に置き換えて解答を導き出してください。数字は1ケタか2ケタです。メモをしないで、暗算で計算していきましょう。

ポイント！ 計算の途中で出た数字を頭の中にしっかり保持しながら、問題を読み進めていくことが、短期記憶の訓練にピッタリです。

❶ サンヒクイチタスゴタスニヒクロク＝

❷ ニタスナナヒクロクタスゴヒクサン＝

❸ キュウヒクサンタスヨンヒクロクタスゴ＝

❹ ヨンタスナナヒクニタスサンヒクハチ＝

❺ ロクタスキュウタスナナヒクヨンタスサン＝

❻ イチタスサンタスゴヒクニヒクヨンタスロク＝

❼ ナナヒクニタスサンヒクヨンタスゴヒクハチ＝

❽ ハチヒクヨンタスロクヒクナナタスニタスゴ＝

❾ ゴタスナナヒクヨンタスサンヒクニタスロク＝

❿ キュウヒクニタスハチタスロクヒクサンタスヨン＝

⓫ ヨンタスハチタスジュウニヒクジュウヨン＝

⓬ ジュウハチヒクキュウタスジュウイチヒクナナ＝

⓭ ジュウナナタスジュウサンヒクロクタスハチ＝

⓮ ハチタスジュウキュウヒクナナヒクジュウロク＝

⓯ ニジュウヨンヒクロクタスキュウヒクジュウハチ＝

⓰ ナナジュウナナヒクニジュウニヒクニジュウヒクジュウゴ＝

実施日

月　日

各問に、2つの金額が示されています。最も少ない数の硬貨でそれぞれの金額を支払うとき、硬貨の数がより少ないのはどちらの金額かを頭の中で考え、解答欄に答えの金額を書いてください。

ポイント! 左側の金額は硬貨が何枚必要かを数えてから、右側の枚数を数えます。両者の枚数を覚えておかないと、比較ができなくなります。

問1 95円と72円

硬貨は 　　　円 が少ない

問2 142円と185円

硬貨は 　　　円 が少ない

問3 420円と670円

硬貨は 　　　円 が少ない

問4 386円と857円

硬貨は 　　　円 が少ない

問5 240円と760円

硬貨は 　　　円 が少ない

問6 360円と730円

硬貨は 　　　円 が少ない

問7 185円と128円

硬貨は 　　　円 が少ない

問8 624円と292円

硬貨は 　　　円 が少ない

問9 495円と940円

硬貨は 　　　円 が少ない

問10 373円と792円

硬貨は 　　　円 が少ない

問11 910円と470円

硬貨は 　　　円 が少ない

問12 682円と852円

硬貨は 　　　円 が少ない

解答 【問1】72円 【問2】185円 【問3】670円 【問4】857円 【問5】760円 【問6】360円 【問7】185円 【問8】624円 【問9】940円 【問10】373円 【問11】910円 【問12】852円

食の雑学クイズ③

みその栄養や食べ方に関する文章を約1分で音読し、情報をできる
だけ多く記憶してください。音読が終わったら、次のﾍﾟｰｼﾞの問題に進み、
各問の正しい情報に○をつけてください。

実施日

月　日

ポイント! 音読で読み上げた大事な情報を、自分でしっかり押さえて覚えてお
き、必要に応じて思い出す、短期記憶力強化のトレーニングです。

●下の文章を約1分で音読したら、次のﾍﾟｰｼﾞの問題に答えてください。

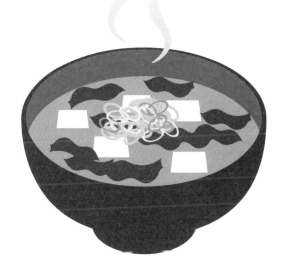

「医者に金を払うよりもみそ屋に払え」ということわざがあるほど、日本ではみそは健康にいい食品として知られてきました。発酵食品であるみそには乳酸菌や麹菌、酵母菌などの善玉菌が豊富に含まれています。腸には免疫細胞の約7割が集まっていますが、みそは腸の善玉菌を増やして腸内環境を整え、免疫力を高めるのに役立つのです。

実際、みそ汁をよく飲む人ほど、胃がんによる死亡率や乳がんの発症率が低いという報告があります。みそに含まれる乳酸菌は50度以上の熱を加えると死滅しますが、死んだ菌でも腸内の善玉菌のエサとなり、腸内環境の改善に貢献します。

ちなみに、「みits塩分は血圧を上げにくい」という研究結果はあるものの、とりすぎには要注意です。塩分を気にしている人は、イモ類、ホウレンソウ、海藻などカリウムを多く含む具材を入れるといいでしょう。カリウムには、塩の成分であるナトリウムの排出を促す作用があります。

●前のページの文章の内容を思い出しながら各問の正解を○で囲みましょう。

❶ 文章の最初に出てきたことわざ「□□に金を払うより みそ屋に払え」の□□に入るのは、次のうちどれですか？

（医者・病院・薬局）

❷ 次のうち、みそに含まれない善玉菌はどれですか？

（麹菌・納豆菌・酵母菌）

❸ みそ汁が発症率を減らすと報告されているのは、 どの部位のがんですか？

（肺がん・乳がん・子宮頸がん）

❹ みそに含まれる乳酸菌は、 何度以上で死滅するといわれていますか？

（50度・60度・70度）

❺ みそ汁の具材としておすすめされているのは、 何が豊富な野菜ですか？

（ナトリウム・カリウム・カルシウム）

❻ 次のうち、文章の内容と合っているのはどれですか？

A みそ汁の塩分は血圧を上げにくいので、どんどんとるといい

B みそ汁をとると生きた腸の善玉菌がたっぷり補える

C みそ汁にはホウレンソウを入れるといい

解答 ❶医者 ❷納豆菌 ❸乳がん ❹50度 ❺カリウム ❻C

買い物ぴったり計算④

各問1分で解きましょう。

正答数

／7問

指定された数のマスを通って、スタートからゴールに向かうドリルです。各マスに記載された金額を使うとして、記載された金額ぴったりを使うにはどのマスを順に通ればいいかを数字で答えてください。

実施日

月　日

ポイント! 足した金額を一時的に覚え、計算をくり返しながら縦横のマスを進んでゴールをめざすため、短期記憶の訓練に打ってつけです。

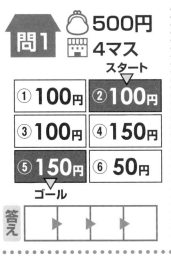

問1 👛500円 🏪4マス

スタート

① 100円	② 100円
③ 100円	④ 150円
⑤ 150円	⑥ 50円

ゴール

答え □ ▶ □ ▶ □ ▶ □

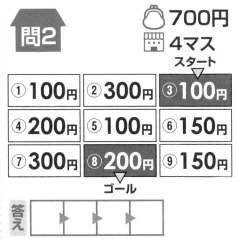

問2 👛700円 🏪4マス

スタート

① 100円	② 300円	③ 100円
④ 200円	⑤ 100円	⑥ 150円
⑦ 300円	⑧ 200円	⑨ 150円

ゴール

答え □ ▶ □ ▶ □ ▶ □

問3 👛800円 🏪5マス

スタート

① 200円	② 100円	③ 100円
④ 150円	⑤ 200円	⑥ 50円
⑦ 300円	⑧ 150円	⑨ 100円

ゴール

答え □ ▶ □ ▶ □ ▶ □ ▶ □

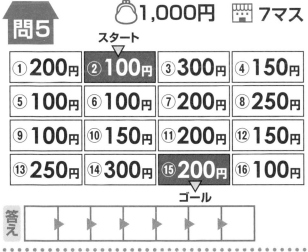

問4 👛1,000円 🏪6マス

スタート

① 300円	② 100円	③ 200円	④ 100円
⑤ 200円	⑥ 200円	⑦ 50円	⑧ 50円
⑨ 200円	⑩ 300円	⑪ 100円	⑫ 50円
⑬ 100円	⑭ 100円	⑮ 50円	⑯ 200円

ゴール

答え □ ▶ □ ▶ □ ▶ □ ▶ □ ▶ □

問5 👛1,000円 🏪7マス

スタート

① 200円	② 100円	③ 300円	④ 150円
⑤ 100円	⑥ 100円	⑦ 200円	⑧ 250円
⑨ 100円	⑩ 150円	⑪ 200円	⑫ 150円
⑬ 250円	⑭ 300円	⑮ 200円	⑯ 100円

ゴール

答え □ ▶ □ ▶ □ ▶ □ ▶ □ ▶ □ ▶ □

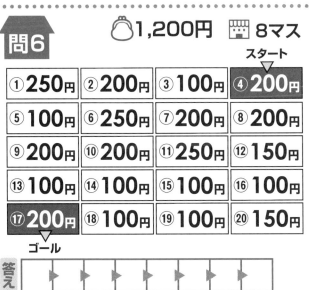

問6 👛1,200円 🏪8マス

スタート

① 250円	② 200円	③ 100円	④ 200円
⑤ 100円	⑥ 250円	⑦ 200円	⑧ 200円
⑨ 200円	⑩ 200円	⑪ 250円	⑫ 150円
⑬ 100円	⑭ 100円	⑮ 100円	⑯ 100円
⑰ 200円	⑱ 100円	⑲ 100円	⑳ 150円

ゴール

答え □ ▶ □ ▶ □ ▶ □ ▶ □ ▶ □ ▶ □ ▶ □

問7 👛1,500円 🏪9マス

スタート

① 100円	② 300円	③ 200円	④ 250円
⑤ 300円	⑥ 400円	⑦ 200円	⑧ 250円
⑨ 250円	⑩ 100円	⑪ 200円	⑫ 350円
⑬ 100円	⑭ 150円	⑮ 150円	⑯ 200円
⑰ 200円	⑱ 300円	⑲ 150円	⑳ 200円

ゴール

答え □ ▶ □ ▶ □ ▶ □ ▶ □ ▶ □ ▶ □ ▶ □ ▶ □

各問1分で解きましょう。

正答数
／4問

各問のA～Dの4種の重りは、それぞれ重さが異なります。4つのはかりに表示された重さから推測して、A～Dの重りの重さ1つ当たりがそれぞれ何グラムかを導き、解答欄に記入してください。

実施日

月　　日

ポイント! A～Dのうち、特定しやすい重りの重さから考え、メモをせずに暗算で解いていくと、短期記憶の訓練に効果的です。

問1

90グラム

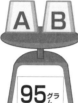
95グラム

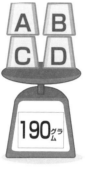
190グラム

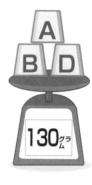
130グラム

解答
A=＿＿＿グラム
B=＿＿＿グラム
C=＿＿＿グラム
D=＿＿＿グラム

問2

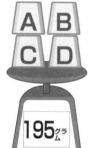
195グラム

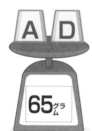
65グラム

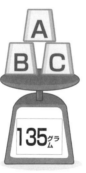
135グラム

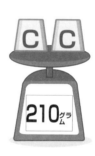
210グラム

解答
A=＿＿＿グラム
B=＿＿＿グラム
C=＿＿＿グラム
D=＿＿＿グラム

問3

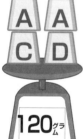
120グラム

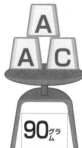
90グラム

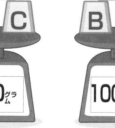
100グラム

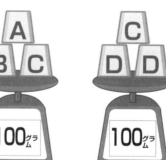
100グラム

解答
A=＿＿＿グラム
B=＿＿＿グラム
C=＿＿＿グラム
D=＿＿＿グラム

問4

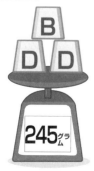
245グラム

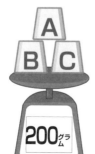
200グラム

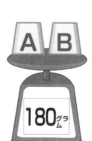
180グラム

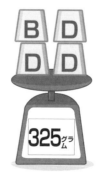
325グラム

解答
A=＿＿＿グラム
B=＿＿＿グラム
C=＿＿＿グラム
D=＿＿＿グラム

解答　問1 A=50 B=45 C=60 D=35　問2 A=5 B=25 C=105 D=60　問3 A=25 B=35 C=40 D=30　問4 A=95 B=85 C=20 D=80

イラスト間違い探し③

各問1分で解きましょう。

正答数

/6問

実施日

月　日

下のイラストを1分間よく見て、できるだけ多くの情報を記憶してください。記憶し終わったら、次のページの問題に進み、異なっているところを3つ探しましょう。問1と問2は別々に解いてください。

問1 下のイラストを1分で覚えたら、次のページの問題に答えてください。

正のイラスト

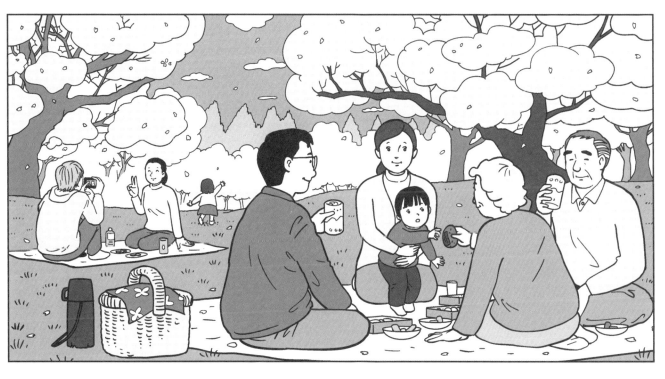

問2 下のイラストを1分で覚えたら、次のページの問題に答えてください。

正のイラスト

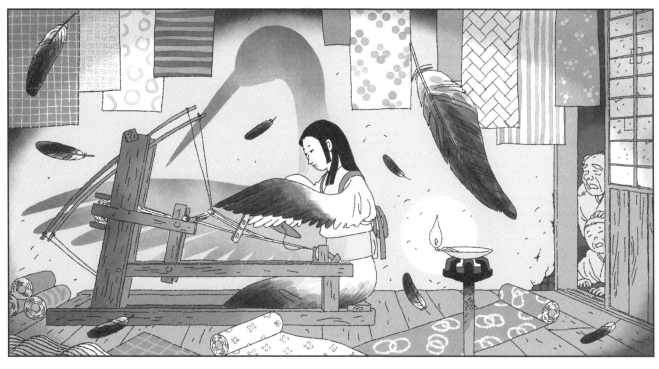

問1 前のページのイラストを思い出しながら、
異なる場所を3つ探して○で囲みましょう。

誤のイラスト

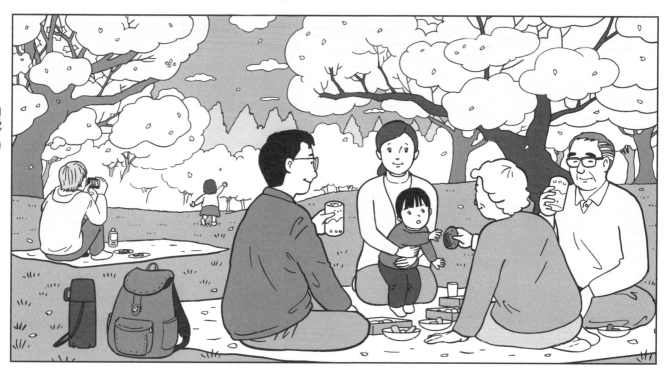

問2 前のページのイラストを思い出しながら、
異なる場所を3つ探して○で囲みましょう。

誤のイラスト

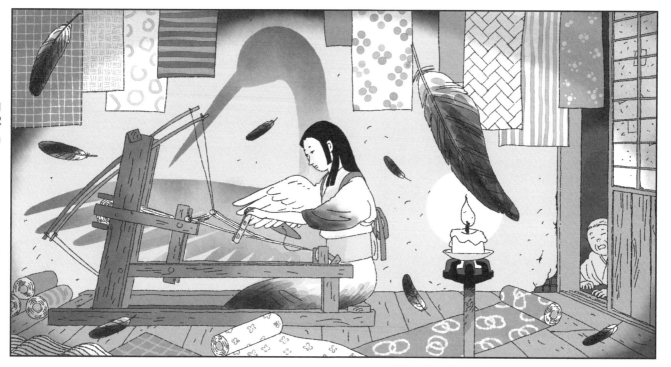

解答は71ページ

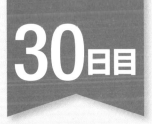

30日目 写真記憶クイズ②

下の写真を1分よく見て、できるだけ多くの情報を記憶してください。記憶し終わったら、次のジーの問題に進み、各問の正しい情報に○をつけましょう。

実施日

月　日

1分で覚えましょう。

正答数

／6問

ポイント! 絵札にはそれぞれ何が描かれているか、絵札はどんな絵柄かを、具体的な言葉にして覚えるのがコツです。

● 下の写真を1分で覚えたら、次のジーの問題に答えてください。

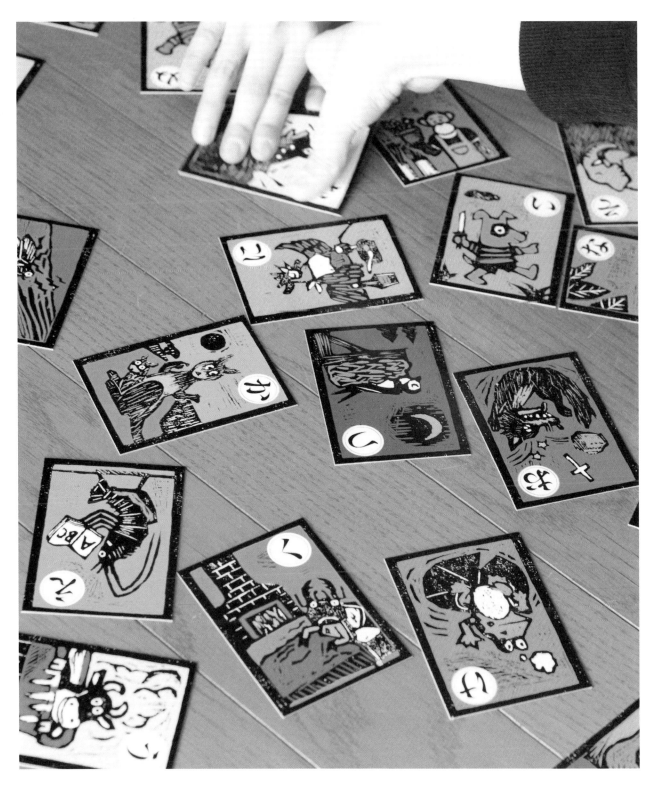

●前のページの写真を思い出しながら各問の正解を○で囲みましょう。

❶「け」の絵札に描かれていた生き物はなんですか？

（カエル・毛虫・ヒツジ）

---

❷昆虫が描かれていた絵札はどれですか？

（え・つ・く）

---

❸次のうち、なかった文字の絵札はどれですか？

（あ・う・お）

---

❹「え」の絵札に描かれていた生き物は、何をしていましたか？

（寝ていた・本を開いていた・入浴していた）

---

❺「つ」の絵札には、ツバメのほかに何が描かれていましたか？

（壺・杖・月）

---

❻絵札の中に、動物の親子が描かれていたのはどの札でしたか？

（か・く・け）

短期記憶力 チェックテスト ······3

実施日

月　　日

9日間のトレーニングお疲れ様でした。ここでは、あなたの短期記憶力がどれだけ強化できたかを試すチェックテストを行います。❶❷❸の手順に沿って問題を解き、短期記憶ドリルの成果を試しましょう。

❶ 下のイラストを1分よく見て覚えたら、次のページの問題に答えてください。

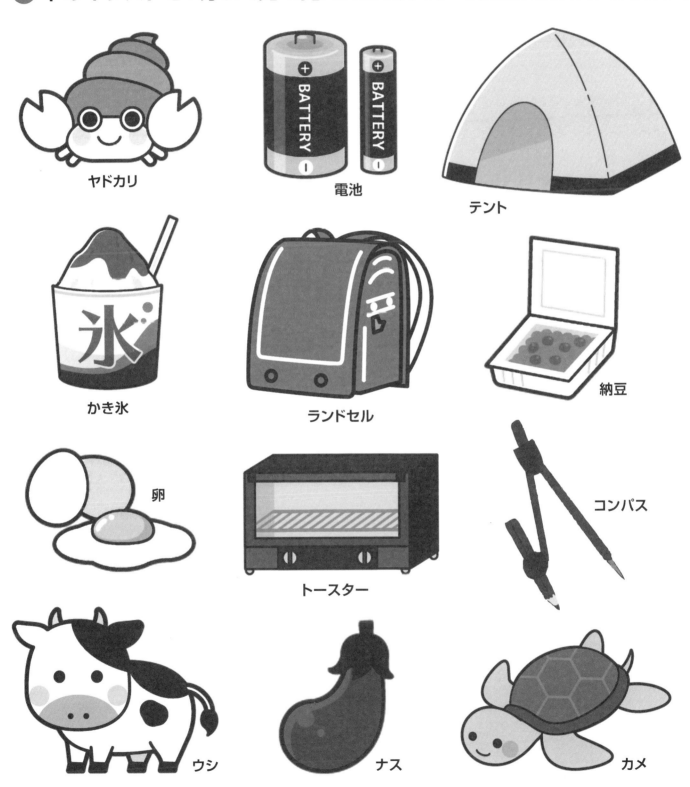

ヤドカリ

電池

テント

かき氷

ランドセル

納豆

卵

トースター

コンパス

ウシ

ナス

カメ

❷ 簡単な計算問題と漢字の読み書きです。できるだけ早く1分以内に
すべての問題に答えましょう。この問題の解答は下部にありますが、
答え合わせは❸の問題を済ませてから行ってください。

① 進 化 ▶ ☐   ⑤ 実 践 ▶ ☐   ⑨ 3 － 2 ▶ ☐

② 5 ＋ 3 ▶ ☐   ⑥ 4 × 6 ▶ ☐   ⑩ 9 × 3 ▶ ☐

③ 2 － 1 ▶ ☐   ⑦ りょこう ▶ ☐   ⑪ 課 題 ▶ ☐

④ べんきょう ▶ ☐   ⑧ 7 ＋ 2 ▶ ☐   ⑫ 3 × 3 ▶ ☐

❸ ①で覚えた12個のイラストを思い出してその名前を書いてください。
制限時間は3分です。（解答は順不同で可）

書き終えたら前ページのイラストを見て答え合わせをしましょう。
❸で正解した個数であなたの短期記憶力をチェックします。

正答数

1～4個 ▶	頑張りましょう！
5～10個 ▶	順調に成果が出ています
11～12個 ▶	すばらしい！

／12問

解答 ①しんか ②8 ③1 ④勉強 ⑤じっせん ⑥24
⑦旅行 ⑧9 ⑨1 ⑩27 ⑪かだい ⑫9

イラスト間違い探しの

5日目 （18ページ）

問1

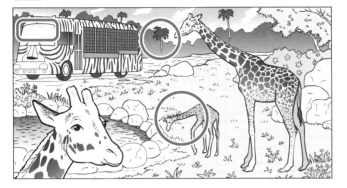

問2

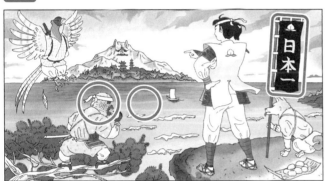

16日目 （40ページ）

問1

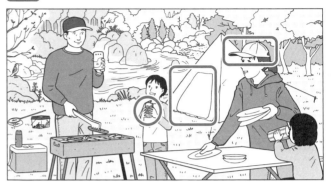

問2

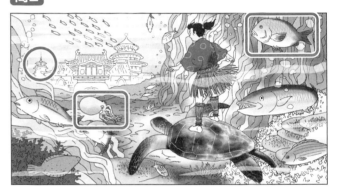

29日目 （66ページ）

問1

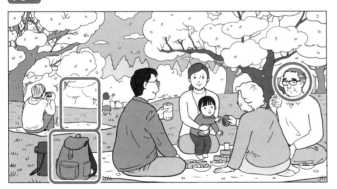

問2

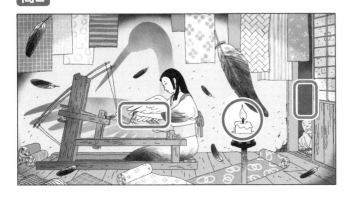

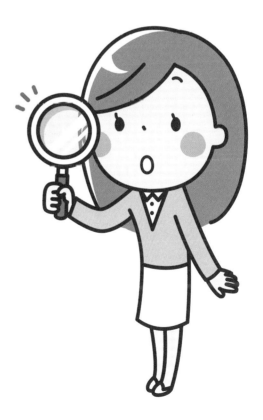

※印刷による汚れ・カスレ、色の誤差は
　間違いに含まれません

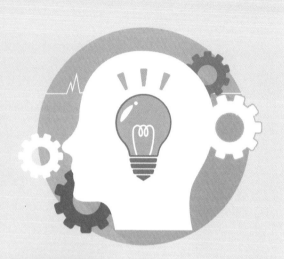

1分見るだけ！　毎日脳活スペシャル

ついさっきを
思い出せない人の
**記憶力
ドリル大全 ②**

編集人　　　　飯塚晃敏

編集　　　　　株式会社わかさ出版　水城孝敬　原 涼夏

装丁　　　　　下村成子

本文デザイン　カラーズ

問題作成　　　前田達彦

写真協力　　　PIXTA　Adobe Stock

発行人　　　　山本周嗣

発行所　　　　株式会社 文響社

　　　　　　　ホームページ　https://bunkyosha.com

　　　　　　　お問い合わせ　info@bunkyosha.com

印刷　　　　　株式会社 光邦

製本　　　　　古宮製本株式会社

©文響社 Printed in Japan